KB267241

치매가 되는 습관, 치매를 막는 습관

일러두기

한국에 관련된 내용은 원서에는 없는 것으로 『대한민국 치매현황 2024』, 『2024 나에게 힘이 되는 치매 가이드북』, 중앙치매센터·보건복지부·국민건강보험 홈페이지를 참조해 한국출판사에서 추가했습니다.

치매가 되는 습관, 치매를 막는 습관

야마다 유지 지음

오시연 옮김

시그마북스
Sigma Books

치매가 되는 습관, 치매를 막는 습관

발행일 2026년 3월 20일 초판 1쇄 발행
지은이 야마다 유지
옮긴이 오시연
발행인 강학경
발행처 시그마북스
마케팅 정제용
에디터 최윤정, 최연정, 양수진
디자인 김문배, 강경희, 정민애

등록번호 제10-965호
주소 서울특별시 영등포구 양평로 22길 21 선유도코오롱디지털타워 A402호
전자우편 sigmabooks@spress.co.kr
홈페이지 http://www.sigmabooks.co.kr
전화 (02) 2062-5288~9
팩시밀리 (02) 323-4197
ISBN 979-11-6862-454-2 (03510)

《NINCHISHO NI NARU HITO NARANAI HITO》

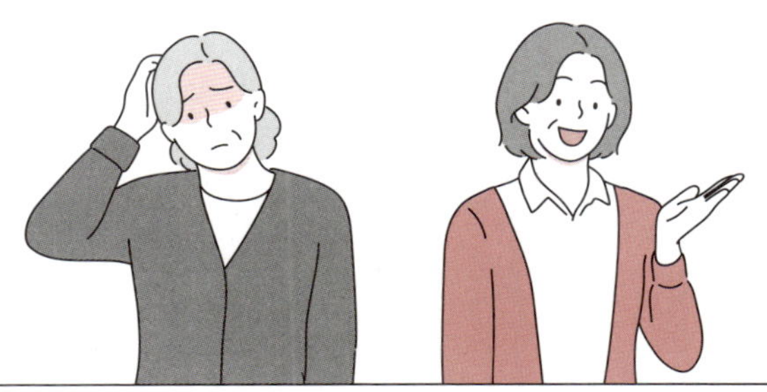

세상에는 치매에 걸리는 사람이 있는가 하면, 전혀 걸리지 않는 사람도 있다. 내 할아버지는 만년에 치매 증상이 있었지만, 함께 살았던 할머니는 치매에 걸리지 않았다.

이 차이는 어디에서 오는 것일까? 어쩌면 태어날 때부터 유전자(유전)로 결정된다고 생각하는 사람이 있을지도 모른다. 혹은 자신이 먹는 음식이나 행동에 따라 모든 것이 바뀐다고 믿는 사람도 있을 것이다.

사실 두 주장 모두 완전히 틀렸다고도, 정답이라고도 할 수 없다. 답은 그렇게 단순하지 않기 때문이다. 세상에는 '이렇게 하면 치매에 걸린다', '이렇게 하면 치매를 막을 수 있다'는 식의 흑백 논리가 넘쳐나지만 실제로는 그렇게 단순하지 않다.

우리 몸과 뇌는 일상의 생활 습관과 환경, 유전적 요소 등 셀 수 없이 많은 요인이 복잡하게 얽혀 만들어진다. **위험 요인이 쌓이면 확률적으로 '치매에 걸리기 쉬운' 쪽으로 기울고, 위험 요인을 줄이면 '치매에 걸리기 어려운' 쪽으로 기울 뿐이다.**

즉, 흑백이 아니라 그 사이에 다양한 농도의 색이 존재하는 것이다. 이 책은 바로 그 '정도의 차이', 즉 점진적인 변화를 전달하는 데 목적이 있다.

일본에서는 이미 **65세 이상 인구의 4명 중 1명이 어떤 형태로든 인지 기능 장애를 갖고 있으며**, 그 수는 앞으로도 계속 늘어날 것으로 예측된다. 즉, 결코 남의 일이 아니며, 누구나 환자가 되거나 간병인이 될 가능성이 있다는 뜻이다. 한편, 치매 환자 중 절반 정도는 본인의 노력으로 진행 속도를 늦추거나 증상을 줄일 가능성이 있다고 여겨진다.

그래서 **잘못된 정보에 현혹되어 귀중한 시간과 비용을 낭비하지 않고, 과학적 근거에 기반해 치매 위험을 낮추며 적절히 대응하는 것이 더욱 중요해졌다.**

그렇다면 '잘못된 정보'란 무엇일까? 나는 평소 미국 뉴욕에서 지내지만, 3년 전 『최고의 노후』를 출간한 이후 귀국할 때마다 서점의 건강 분야 서가를 살펴보게 되었다. 사실 그전까지 나는 건강 서적을 거의 읽지 않았다. 정확한 정보는 논문으로 충분히 얻을 수 있었고, 책에는 큰 관심이 없었기 때문이다.

하지만 서점에서 본 광경은 충격적이었다. 과학적 근거가 부족한 건강 서적이 넘쳐났고, 특히 치매 관련 책들에는 '○○로 치매가 완치된다', '○○로 뇌가 깨끗해진다' 같은 자극적인 문구가 가득했다.

물론 좋은 책도 없지는 않았지만, 유감스럽게도 대부분이 과학적 근거는 뒷전이었다. 심지어 그중에는 수십만 부씩 팔린 책들도 있었다. 그만큼 많은 이들이 잘못된 정보를 믿고 시간과 돈을 쓰고 있을지도 모른다고 생각하니, 의사로서 마음이 아팠다.

나는 일본에서 종합내과 의사로 다양한 환자를 진료한 후, 뉴욕 마운트시나이 의과대학 병원에서 노년의학을 전공했다. 노년의학이라고 하면 잘 와닿지 않을 수 있지만, 소아과가 어린이의 특수한 문제를 다루듯, **고령자에게 특화된 문제를 다루는 의학 분야다.**

마운트시나이 의과대학의 노년의학과는 미국 병원 약 1500곳 중 US 뉴스 & 월드 리포트 평가에서 5년 연속 1위를 차지한 곳으로, 세계적으로도 높은 평가를 받고 있다. 그곳에서의 연수는 놀라움의 연속이었다.

지금도 같은 병원에서 학생을 가르치며 진료를 이어가고 있으며, 미국 거주 일본인을 위한 외래를 열어 치매 환자를 일본어로 진료하고 있다. 미국에서 오래 살아도 치매로 인해 영어를 잊어버리는 경우가 많기 때문이다. 치매 역시 고령자 특유의 문제 중 하나다.

매일 치매 환자와 그 가족을 만나다 보면 다음과 같은 이야기를 자주 듣는다.

"이 영양제가 치매에 좋다고 들었어요."

"○○가 치매 예방에 좋다고 TV에서 봤어요."

하지만 그 출처를 살펴보면 대부분 TV 프로그램이나 과학적 근거가 부족한 서적들이다.

진료 현장에서 한 사람 한 사람에게 정확히 설명하려 노력하지만 현실적으로 모든 이에게 충분히 대응하기는 어렵다. 그래서 차라리 책을 통해 더 많은 사람에게 올바른 정보를 전달해야겠다고 생각했고, 그 결과물이 바로 이 책이다.

이 책에서는 치매의 기본적인 지식부터 최신 연구와 치료법, 환자와 가족이 실제로 겪는 문제와 그 해결책까지 폭넓게 설명한다. 구체적으로는 다음과 같은 내용을 다룬다.

- **뇌 건강에 실제로 악영향을 미칠 수 있는 생활 습관**
- **고가의 건강식품·영양제·비급여 진료 등의 효과 유무**
- **일상에서 실천할 수 있는 치매 예방법**
- **치매 치료에 정말로 필요한 것**
- **치매 환자와 가족이 겪는 현실적인 문제와 그 대처법, 상담처, 필요한 비용 기준**

노년의학 전문의로서 일본과 미국 양쪽에서 진료해온 경험, 그리고 현장에서 쌓아온 지식을 **바탕으로 잘못된 정보를 바로**

잡고 더 과학적이며 실천적인 지식을 전하고자 한다. 이것이 나의 바람이다.

이 책이 여러분이 치매의 위험을 올바르게 이해하고 위험을 낮추는 데 도움을 주며, 만약 치매에 걸리더라도 현명하게 대처할 수 있도록 돕는다면 더 바랄 것이 없다.

여러분이 건강하고 충만한 삶을 향해 한 걸음을 내딛는 데 이 책이 작은 힘이 되기를 바란다.

차례

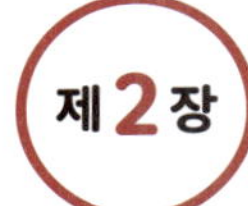

사실은 치매 예방에 효과가 없는 것들

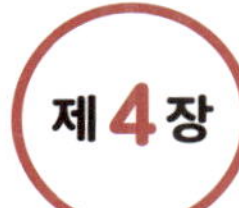

치매에 걸려도 정말 필요한 건 이것뿐

제 1 장

치매에 걸리는 사람의 생활 습관

'치매에 걸리는 사람'과 '걸리지 않는 사람'은 어떤 차이가 있을까? 그 차이를 결정짓는 요인은 의외로 우리의 평범한 일상에 숨어 있다. 이 장에서는 환기 부족, 장시간 앉아 있는 생활 방식, 큰 소리로 음악을 듣는 습관 등 치매 위험을 높일 수 있는 요인들을 과학적 근거와 함께 살펴본다. 사소해 보이는 일상의 선택이 미래의 뇌 건강을 어떻게 좌우하는지 알아보고, 자신의 생활을 돌아보며 개선할 부분을 찾아보자.

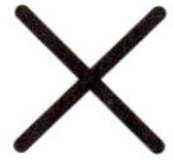

환기를 소홀히 한다

"집에서 환기를 자주 하시나요?"

이 질문에 대부분 환자는 이렇게 대답한다.

"요즘은 코로나도 잠잠하니까 굳이 자주 환기하지 않아요."

많은 사람에게 환기는 '감염병 예방'이라는 의미로만 인식된다. 실제로 코로나나 인플루엔자가 유행할 때를 제외하면 '자주 환기합시다'라는 말을 들을 기회가 거의 없다. 그렇기에 환기를 감염병과만 연결해 생각하는 것도 무리가 아니다.

하지만 "뇌 건강을 위해 환기하세요"라고 하면 어떨까? 아마 대부분은 쉽게 공감하지 못할 것이다.

그러나 **환기는 단순히 신선한 공기를 들이는 행위가 아니라, 뇌를 보호하는 중요한 생활습관이다.**

그 이유를 찬찬히 살펴보자.

✱ 실내 공기를 오염시키는 요리와 스프레이

우리가 잘 인식하지 못하지만, 집 안은 실외보다 훨씬 많은 유해가스가 존재하는 곳이다.

예를 들어, 집에서 가스레인지를 켜고 요리할 때는 상당한 양의 오염 물질이 발생한다. PM2.5(지름 2.5마이크로미터 이하의 미세입자로, 머리카락 굵기의 약 30분의 1에 불과해 눈에 보이지 않는다)나 이산화질소 같은 **유해가스의 경우, 환풍기를 켜지 않은 상태에서 요리하면 농도가 대기 오염 기준치의 100배 이상으로 치솟을 수 있다.**[1]

창문을 닫고 생활하면 우리는 이런 유해가스에 지속적으로 노출된다. PM2.5는 냄새도 없고 눈에 보이지 않기 때문에, 자신도 모르는 사이에 계속 들이마시게 된다.

그뿐만이 아니다. 탈취 스프레이, 소독액, 표백제 등도 실내 공기를 오염시킨다. 이처럼 우리는 다양한 상황에서 화학 물질과 미세 입자로 주변 공기를 '오염시키며' 살고 있다. 이렇게 오염된 공기는 서서히 뇌에 악영향을 미친다.

실제로 여러 연구에서 공기 중에 포함된 PM2.5가 어린이부터 노인에 이르기까지 모든 세대의 뇌 발달과 인지 기능에 부정적 영향을 줄 수 있다는 결과가 보고되었다.[2] 예를 들어, 한 연구에서는 PM2.5 농도가 1세제곱미터당 평균 1마이크로그램 증가할 때마다 치매 위험이 3%씩 높아진다는 결과가 나왔다.[3]

교통량이 많은 도로 근처에 거주할수록 치매 위험이 크다는 연구 결과도 있다.[4] 이처럼 주변 환경의 오염된 공기는 우리 뇌의 인지 기능과 깊은 관련이 있다.

✳ PM2.5가 코를 통해 뇌까지 침투한다!

그렇다면 왜 이런 연관성이 성립할까? 공기 오염이 인지 기능 저하를 일으킨다고 가정하면, 몇 가지 중요한 메커니즘을 생각할 수 있다.

PM2.5 같은 미세 입자는 매우 작아서 호흡기를 따라 폐는 물론 혈관 속에도 쉽게 침투할 수 있다. 이렇게 들어간 입자

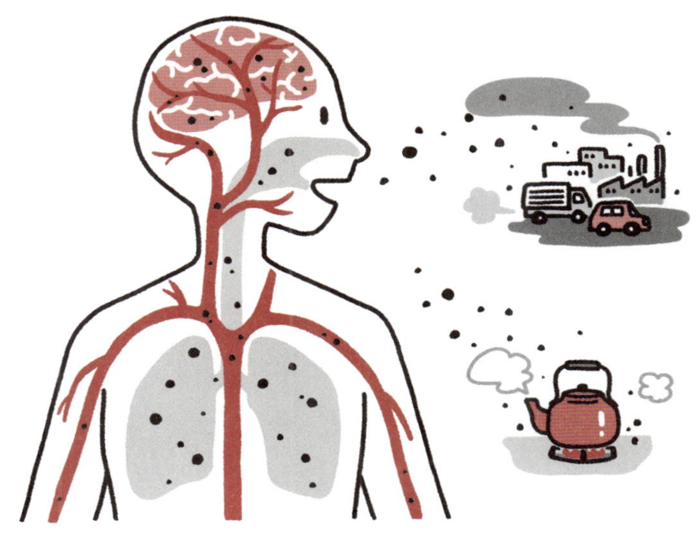

는 혈관을 타고 온몸을 돌아다닌다.

더욱 놀라운 점은 초미세 입자가 코를 통해 직접 뇌로 들어갈 수도 있다는 사실이다.[5] 즉, **폐와 코가 오염 물질을 뇌로 들여보내는 '통로' 역할을 하는 셈이다.**

이 입자들이 뇌에 침입하면, 뇌 속 면역세포들은 이를 이물질로 인식하고 염증 반응을 일으킨다.[2] 이 염증이 뇌세포를 손상하고, 그 결과 치매로 이어질 가능성이 있다.

또한 유해가스가 뇌세포에 직접적인 손상을 가하거나, 혈관 내 염증을 유발해 동맥경화를 촉진함으로써 치매를 일으킬 가능성도 제기되고 있다.[3] 이렇듯 언뜻 무관해 보이는 공기 오염이 실제로는 치매의 숨은 위험 요인이 될 수 있다.

✳ 주기적인 창문 열기, 실내 환기는 필수

치매 위험을 줄이기 위해 개인이 어떤 대책을 세워야 하는지는 사실 아직 명확히 밝혀지지 않았다. 하지만 천식 등 다른 질환의 예방 측면에서도 공기 오염에 대한 대책이 중요하다는 것은 더 말할 나위도 없을 것이다.

직업이나 생활 방식에 따라 차이는 있지만, 많은 사람이 하루의 약 4분의 3을 실내에서 보낸다고 한다. 그렇다면 실내 공기를 개선하려는 노력은 대기 오염을 줄이기 위한 정책적 노력만큼이나, 어쩌면 그 이상으로 더 중요할 수 있다.

또한 **유해 물질로 인한 오염은 일반적으로 실외보다 실내에서 더 심하며,** 많은 물질의 농도가 평균적으로 실외 공기의 2~5배에 달하는 것으로 알려져 있다. 이런 점에서 '우선 가까운 우리 집의 공기부터 깨끗하게'라는 생각이 필요하다.

가장 확실하고 효과적인 방법은 창문을 열어 주기적으로 환기하는 것이다. 물론 '교통량이 많은 도로변이라 걱정된다'는 경우도 있을 수 있다. 그렇다고 환기의 의미가 퇴색되는 것은 아니지만, 이런 환경적 제약이 있다면 공기청정기를 활용하는 것도 방법이다.

다만, 공기청정기 역시 모든 유해 물질을 완벽하게 제거하는 만능 해결책은 아니므로, 환기를 완전히 대체할 수는 없다는 점을 염두에 두어야 한다.

그 밖에도 **가스레인지 사용을 줄이고 사용할 때는 환풍기를 충분히 가동하며, 표백제 사용 시 불필요한 가스 발생을 최소화하고, 집 청소 후에는 반드시 환기하는** 등의 습관을 들이는 것도 중요하다.

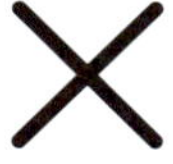

집에서 계속 앉아 있는다

코로나19 이후 재택근무가 보편화되면서 집에서 일하는 사람이 크게 늘었다. 이 글을 쓰고 있는 나 역시 병원 근무를 하면서도 회의는 대부분 원격으로 진행하고, 병원 일정이 없는 날에는 집에서 모든 업무를 마무리한다.

재택근무뿐 아니라 지금은 음식 배달이나 세탁물 수거 서비스까지 활성화되어 있어, 하루 종일 집 밖으로 한 발짝도 나가지 않는 생활이 어렵지 않게 되었다. 정말 편리한 세상이다. 가끔은 게으른 내 모습을 깨닫고 "오늘은 집 밖으로 한 발짝도 나가지 않았네" 하고 놀랄 때가 있다. 특히 지금처럼 원고 작업에 몰두하는 날에는 더욱 그렇다는 걸 쉽게 짐작할 수 있을 것이다.

그런데 이렇게 '집에 머무르는' 생활 습관은 우리의 뇌에 부정적인 영향을 줄 가능성이 있다. 여기서 말하는 '집에 머무른다'는 의미는 다양하게 해석할 수 있으나, 특히 '외부 활동 감소로 신체 활동량이 줄어드는 것'이라는 관점에서 접근할 필요가 있다.

✳ 오래 앉아 있을수록 치매 위험이 커진다

운동 부족이 건강에 해롭다는 사실은 누구나 인지하고 있다. 하지만 '운동 부족이 치매에도 해롭다'는 말은 다소 생소하게 느껴질 것이다.

그렇다면 신체 활동 부족은 뇌 기능과 어떤 관련이 있을까? 지금까지의 다양한 연구 결과에 따르면, 집 밖에 나가지 않고 오랜 시간 앉아 있는 생활은 치매 위험 증가와 관련이 있다. 일례로 25만 명의 데이터를 분석한 연구[1]에서는 **앉아 있는 시간이 긴 사람은 그렇지 않은 사람에 비해 치매 발생 위험이 약 1.3배 높게** 나타났다.

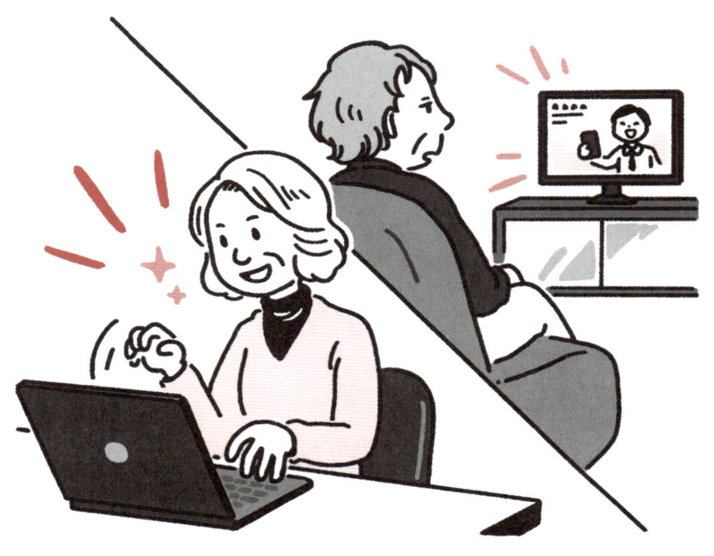

한편, 앉아 있는 시간을 어떻게 활용하느냐에 따라 치매 위험이 달라진다는 흥미로운 연구 결과도 있다.[2] 이 연구는 집에 머무르는 시간을 'TV 시청 등 수동적인 활동'과 '컴퓨터로 일하거나 공부하는 등 능동적인 활동'으로 분류했다. 수동적인 활동 시간이 길수록 치매 위험이 증가했지만, 능동적인 활동 시간이 길 때는 오히려 치매 위험이 감소했다.

멍하니 TV를 시청하는 것과 컴퓨터로 자료를 찾거나 학습하는 것은 뇌를 사용하는 방식에 큰 차이가 있으므로, 이 결과는 충분

히 납득할 만하다. 따라서 단순히 '앉아 있는 시간이 길다'는 사실뿐 아니라, '앉아서 무엇을 하는가'도 중요하다고 해석할 수 있다.

하지만 능동적인 활동 여부와 관계없이 앉아 있는 시간이 긴 생활은 인지 기능 저하와 관련된 다양한 만성질환, 예를 들어, 고혈압, 당뇨병 등의 발병 위험과 밀접한 연관성이 있다. **장시간 앉아 있으면 당질과 지질의 대사가 저하되고, 이것이 치매 위험을 높일 가능성이 있기 때문이다.**

또한 **염증도 치매의 위험 요인 중 하나인데, 오랜 시간 앉아 있는 습관은 이런 염증 반응을 유발하거나 악화시킬 수 있다.**[3,4] '염증'이라고 하면 다소 감이 안 올 수도 있지만, 예를 들어, 감기에 걸렸을 때 목이 아픈 것은 바이러스 감염으로 인해 목 점막에 염증이 생겼기 때문이다. 이와 유사한 현상이 신체 활동 없이 오래 앉아 있는 것만으로도 뇌 속에서 일어날 수 있다는 뜻이다.

✳ 뇌의 건강을 유지하는 것은 정원 손질과 같다

그렇게 말해도 잘 와닿지 않는 분들을 위해, 우리 뇌를 정원이라고 생각해보자. 당신의 정원에 아름다운 꽃이 피어 있다고 하자. 하지만 물과 영양분을 꾸준히 주지 않으면 꽃은 서서히 시들고 만다. 마찬가지로 **장시간 앉아 있는 생활을 하면, 뇌에 충분한 영양이 전달되지 않아 뇌 기능이 저하될 가능성을 높인다.**

또한 정원 관리를 소홀히 하면 해충이 생겨 식물이 손상되거나 병들기 쉽다. 이와 비슷하게, 몸을 제대로 돌보지 않고 **장시간 앉아 있으면 체내에 염증이 생기고, 그 염증이 뇌를 손상시킬 수 있다.**

더 나아가 식물이 건강하게 자라려면 일정한 햇빛이 필요하다. 늘 그늘에 두고 가끔 햇빛을 쬐어주는 것만으로는 충분히 성장하지 못한다. 이처럼 **늘 집 안에서만 머무르는 생활을 하면 가끔 운동을 해도 그 효과를 충분히 얻기 어렵다.**

정원이 꾸준한 손질을 통해서만 아름다움을 유지할 수 있듯, 뇌 역시 적당한 운동과 활동적인 생활 습관을 통해서만 건강을 유지하고 치매 위험을 낮출 수 있다. 반대로 집 밖에 나가지 않고, 특히 앉아서 TV만 보는 생활은 정원을 내버려 두는 것과 다름없다. 그렇게 조금씩, 자신도 모르는 사이에 인지 기능을 떨어뜨리고 치매 발병을 앞당기고 있을지도 모른다.

혼자 산다

학창 시절 친구들과는 몇 년째 연락이 끊기고, 술자리는 오직 직장 동료들뿐이며, 특별한 취미나 가족과 함께 보내는 시간조차 부족한 상태. 일과 당면 과제에 쫓기다 보면 이렇게 되는 것도 무리는 아닐 것이다.

혹은 나이가 들면서 새로운 관계를 맺는 것이 번거로워져 늘 보던 사람들과만 관계를 이어가거나, 아예 혼자 있는 시간을 더 편하게 느끼는 사람도 있을 수 있다.

물론 직장 동료와의 관계도, 혼자 있는 시간도 모두 소중하다. 그러나 치매 위험이라는 관점에서 본다면, 이런 생활을 하는 사람들, 즉 사회적으로 고립되기 쉬운 사람들은 조금 주의가 필요하다. 특히 이미 은퇴한 세대라면 더욱 그렇다. 본격적인 이야기에 앞서, 먼저 용어를 정리해보자. '고립'이란 어떤 의미일까? 그리고 그것과 비슷한 '고독'은 어떻게 다를까? 이 두 단어를 구별해서 설명할 수 있을까?

✻ 고립과 고독은 다르다

'고립'은 '사회적 고립'이라고도 하는데, 객관적으로 사회적 관계망이 전혀 없거나 매우 희박한 상태를 뜻한다. 이 개념에는 외로움 같은 감정 상태는 포함되지 않으며, 단지 인간관계의 유무만이 판단 기준이 된다. 반면, '고독'은 흔히 '고독감'이라고 칭하듯이 주관적인 감정이다. 자신이 기대하는 인간관계와 실제 관계 사이의 간극에서 비롯되는 부정적인 정서를 말한다.

고립과 고독은 종종 함께 나타나지만, 항상 그런 것은 아니다. 가족들에게 둘러싸여 고립과는 거리가 먼 상황에 놓여 있어도, 정신적 지주였던 배우자나 친구를 잃으면 깊은 고독감에 빠질 수 있다. 반대로 혼자 있는 시간을 선호하는 사람은 사회적으로 고립되어 있어도 고독을 느끼지 않을 수 있다.

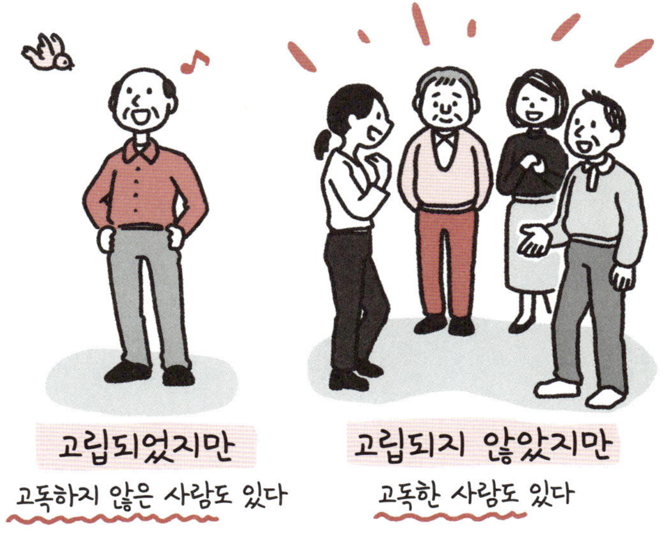

이 두 개념을 혼동하면, '고립되지 않았으니 외롭지도 않겠지'라는 오해로 이어져, 당사자에게는 중대한 문제일 수 있는 '고독'을 간과할 가능성이 있다. 따라서 두 개념을 구분하는 것은 매우 중요하다. 실제로 고립과 고독은 각각 독립적으로 여러 질병의 위험과 관련이 있는 것으로 알려져 있다.

✳ 혼자 사는 삶은 치매 위험을 높인다

이제부터는 고립을 중심으로, 고립과 치매 위험의 관계를 살펴보자. 지금까지의 연구에 따르면, 사회적 고립, **즉 혼자 지내는 생활은 치매 위험 증가와 밀접하게 관련되어 있다**는 사실이 여러 번 확인되었다.[1,2] 또한 3만 명이 넘는 사람의 뇌 MRI 영상을 분석한 연구에서는 **혼자 사는 삶이 지속될 경우 뇌의 부피가 감소하는 경향이 있다**는 점도 밝혀졌다.[2]

또 운동 부족, 고혈압, 비만 등 다른 치매 위험 요인들과 '혼자 사는 생활'을 비교했을 때, 인구 비율을 고려하면 혼자 사는 생활이 주는 부정적 영향이 더 크다는 연구도 있다.[3] 물론 혼자 산다고 해서 반드시 사회적으로 고립된 것은 아니지만, 두 가지가 서로 깊이 연결되어 있음을 간과할 수는 없다.

어떤 사람들은 '혼자 지내는 것을 선호하는 사람에게는 부정적인 영향이 없지 않을까'라고 생각할 것이다. 하지만 실제로는 **고독을 느끼지 않아도, 혹은 우울감 같은 요인을 배제하더라도, 사회적으로 고립되어 있는 것 자체가 치매의 독립적인 위험 요인으로 작용한다.**[1,2]

✻ 고독감보다 혼자 사는 생활이
더 위험할 수도 있다?

인간관계와 고독감을 각각 따로 분석한 연구 결과에서는, 고독 그 자체가 치매 위험을 높이지는 않았지만, 사회적 관계나 지원이 부족한 사람에게서 치매 위험이 뚜렷하게 증가하는 경향이 확인되었다.[4] 그 이유를 몇 가지 측면에서 살펴볼 수 있다.

첫째, 사회적 고립은 스트레스에 대한 저항력을 떨어뜨린다.[5] 예를 들어, 일이 잘 풀리지 않거나 인간관계에서 문제가 생겼을 때, 마음을 터놓을 수 있는 친구가 있다면 스트레스가 한결 완화될 것이다. 반면 그런 사람이 없다면, 집에서 아무리 맛있는 음식을 먹어도 마음이 좀처럼 풀리지 않을 수 있다. 이런 일이 쌓이면 수면 부족 등 부정적인 영향을 초래하고, 결국 뇌 건강에도 악영향을 미칠 가능성이 있다.

둘째, **사회적으로 고립된 사람은 자기 관리를 소홀히 하고 건강에 해로운 행동을 하기 쉬운 경향을 보인다.**[6] 과도한 음주나 흡연 등이 대표적인 예인데, 이런 행동 또한 인지 기능 저하로 이어질 가능성이 있다.

사회 활동에 참여하거나 다른 사람들과 교류하는 것은 뇌에 긍정적인 자극을 준다.[7] 반대로 사회적 접촉이 줄어들면 기억력과 언어 구사 기회가 감소하고, 그만큼 뇌에 전달되는 자극도 감소해 결과적으로 치매 발병 위험이 커진다. 이처럼 사회적 고립은 다양한 경로를 통해 치매 위험을 높일 가능성이 있다는 점이 밝혀지고 있다.

TV나 음악 소리를 크게 틀어놓는다

우리는 평소에 '귀 건강'을 특별히 의식하지 않는다. 청력을 잃지 않는 한, 소리를 듣는 행위는 너무나 자연스러워서 그 '들리는 방식'을 생각해볼 일조차 거의 없다. 귀에 신경을 쓴다 해도 대부분은 귀지 제거 정도일 것이다.

인간은 늘 곁에 있는 것의 소중함을 잃고 나서야 깨닫는 경향이 있다. 연인과의 이별, 형제의 이사, 가족의 죽음처럼 갑작스러운 상실을 경험한 후에야 비로소 그 소중함을 실감하는 것이다.

청력도 마찬가지다. 평소엔 그 소중함을 느끼지 못하다가, 어느 날 소리가 흐릿해지고 대화가 잘 들리지 않게 되면 비로소 귀의 중요성을 절감한다. 하지만 청력 저하는 결코 드문 일이 아니다. 노화와 함께 서서히 청력이 약해지기 시작하는 데, 보통 40세 전후부터 그 징후가 나타난다. **65세에서 74세 사이에서는 세 사람 중 한 명이, 그보다 나이가 많은 세대에서는 절반 이상이 난청을 겪는다.**[1] 그런데 그 주요 원인은 의외로 가까운 곳에 숨어 있다. 바로 '소음이나 큰 소리에 귀가 노출되는 것'이다.

✳ 매일 듣는 소음이 난청을 부른다

우리가 매일 듣는 소음은 시간이 흐르면서 청력에 서서히 악영향을 미친다. **계속 큰 소리를 듣는 생활이 이어지면 결국 난청의 정도가 심해질 가능성이 높으며,** 특히 고음역대의 소리를 구분하기 어려워지는 형태의 난청으로 이어진다.

미국의 2011년 이후 데이터에 따르면, 20세에서 69세 사이의 사람 네 명 중 한 명에게 소음성 난청의 징후가 관찰되었다.[2] 또한, 공사 현장 등 직업적으로 큰 소리에 노출된 사람의 경우 세 명 중 한 명이 청력 이상을 겪고 있었다.

문제는 이런 소음이 직장이나 공사장 같은 곳에만 있는 게 아니라는 점이다. 대표적으로 출퇴근길에 이어폰으로 음악을 듣는 습관을 들 수 있다. 평소에는 작은 소리로 듣더라도, 지하철 등 소음이 심한 환경에서는 자연스레 소리를 키우게 된다. 야구나 축구 같은 스포츠 경기 관람 시에도 큰 소리에 노출된다.

✳ 두 시간의 콘서트, 사실상 '청력 손상 구간'

일반적으로 난청을 유발할 수 있는 소음 수준은 약 80데시벨 이상이다. 예를 들어, **창문이 열린 지하철 내부, 시끄러운 술집, 피아노 연주 소리, 노래방** 등의 환경이 여기에 해당한다. 이어폰이나 헤드폰으로도 이 수치를 쉽게 초과할 수 있다. 스포츠 경기장은 평균 81~96데시벨, 최대 105~124데시벨의 소음에 노출될 수 있다.[3] 음악 콘서트의 경우 평균 112데시벨, 최대 127데시벨까지 치솟는다.[4]

이렇게 큰 소리에 오랜 시간 노출되면 청력은 서서히 손상된다. 예를 들어, 큰 목소리나 잔디깎이, 스포츠 경기 같은 90

데시벨의 소음은 하루 약 2시간, 95데시벨은 약 1시간, 100데시벨은 15분 정도까지만 안전하다고 한다. 소리가 커질수록 허용 시간이 짧아진다.[5]

즉, **2시간짜리 콘서트를 다녀왔다면 이미 청력 손상 허용치를 훌쩍 넘어선 셈이다.** 콘서트가 아니더라도 같은 데시벨의 음악을 이어폰으로 듣고 있다면 결과는 크게 다르지 않다. 게다가 120~155데시벨을 넘는 초고음량에 노출되면, 아주 짧은 시간에도 심각한 난청이 생길 수 있다.

✱ 난청은 치매 위험을 높이는 가장 강력한 요인

우리의 일상은 생각보다 자주 큰 소리에 노출되어 있다. 이런 소음이 누적되면 서서히, 혹은 갑작스러운 큰 소리에 의해 급격하게 청력이 손상될 수 있다.

그 이유는 큰 소리가 귀의 깊숙한 곳, 즉 내이(內耳)에 직접적인 물리적 손상을 주기 때문이다. 또한 큰 소리에 노출된 뒤 귀 안에서는 다양한 대사 변화가 일어나는데, 이 변화가 소

리를 감지하는 세포를 간접적으로 손상시킨다는 연구 보고도 있다.[6]

여기서 왜 귀 이야기를 하느냐 하면, **사실 난청이 치매 위험 요인 가운데, 인구 전체를 기준으로 보았을 때 가장 큰 영향을 미치는 요인**으로 알려져 있기 때문이다.[7] 노화나 다른 건강 문제와는 독립적으로, 청력 저하 자체가 치매 위험을 크게 높일 수 있다는 것이다.

이를 뒷받침하는 연구 결과가 있다. 연구 시작 시점에서 인지 기능이 정상이고, 세계보건기구(WHO) 기준으로 25데시벨 이상의 청력 손상이 있는 사람을 대상으로 한 연구가 있다.[8]

이 연구에 따르면, 8년 동안의 추적 조사 기간 중 청력에 문제가 있는 사람의 치매 위험은 1.9배까지 증가했다. 이 연구는 장기간에 걸쳐 추적했기 때문에, '치매로 인해 청력이 나빠진 것'이라는 역인과관계의 가능성은 낮다고 본다.

또 청력이 10데시벨 악화될 때마다 치매 위험이 1.3배 증가한다는 보고도 있다.

이처럼 청력과 치매는 밀접한 관련이 있는 것으로 보이지만,

청력 문제가 치매로 이어지는 정확한 메커니즘은 아직 완전히 밝혀지지 않았다. 다만, 한 흥미로운 연구 결과를 주목할 만하다. 평균 연령 54.5세의 인지 기능이 정상인 성인 194명을 19년 동안 추적하며, 최소 두 차례 MRI 검사로 뇌 구조를 평가했다. 그 결과, **중년기의 청력 저하가 기억을 담당하는 해마와 측두엽 전체의 용적 감소 속도 증가와 관련이 있는** 것으로 나타났다.[9]

✳ TV나 음악 소리를 키우는 습관에 주의

이런 연구 결과는 청력 문제가 단순히 '소리를 듣는 능력'에 그치지 않고, 뇌의 구조와 기능에도 영향을 미쳐 장기적으로 치매 위험을 높일 수 있음을 시사한다. 실제로 청력이 떨어지면 대화가 어렵게 되어 사람들과 말하는 일이 줄고, 그로 인해 인지 기능 저하가 가속될 가능성이 있다.

또 귀는 소리 신호를 뇌로 전달하는 중요한 안테나 역할을 하는데, 그 기능이 둔해지면 신호 전달이 원활하지 않게 되고,

결국 뇌로 가는 자극이 줄어 인지 기능이 떨어질 수도 있다.

이처럼 귀 건강이 나빠지는 것은 뇌 건강이 손상되는 것과 연결될 수 있다. **반대로 말하면, 젊을 때부터 소음에 과도하게 노출되지 않도록 주의하고, 귀 건강에 신경을 쓰며 적절히 관리하는 것이 미래의 치매 위험을 낮추는 효과적인 방법**이 될 수 있다.

다만, 현재로서는 보청기 사용 등으로 청력을 보완하는 것이 인지 기능 저하의 속도를 늦출 수 있는지는 명확히 밝혀지지 않았다. 이 분야의 연구는 아직 진행 중이며, 앞으로 추가 조사가 필요하다.

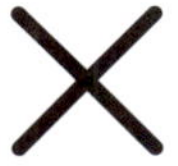

매일 맥주를 두 캔 이상 마신다

"오늘 하루도 수고했어."

그렇게 말하며 평소처럼 맥주 캔을 딴다.

저녁에 한 잔은 많은 사람에게 하루의 피로를 녹여주는 작은 의식과도 같다. 그러나 손에 든 그 한 캔이 앞으로의 나에게 어떤 영향을 미칠지 생각해본 적은 거의 없을 것이다.

매일 당연한 듯 이어지는 저녁 술자리. 일의 스트레스를 풀기 위해, 동료들과 교류하기 위해서, 혹은 집에서 휴식을 취하기 위해, 알코올은 어느새 우리의 삶 속에 너무도 자연스럽게 스며든 존재가 되었다. 그러나 이런 습관은 우리의 뇌에 어떤 영향을 줄까?

과거 연구에 따르면, 일주일에 약 168g 이상의 알코올을 섭취하는 사람은 그보다 적게 마시는 사람에 비해 치매 위험이

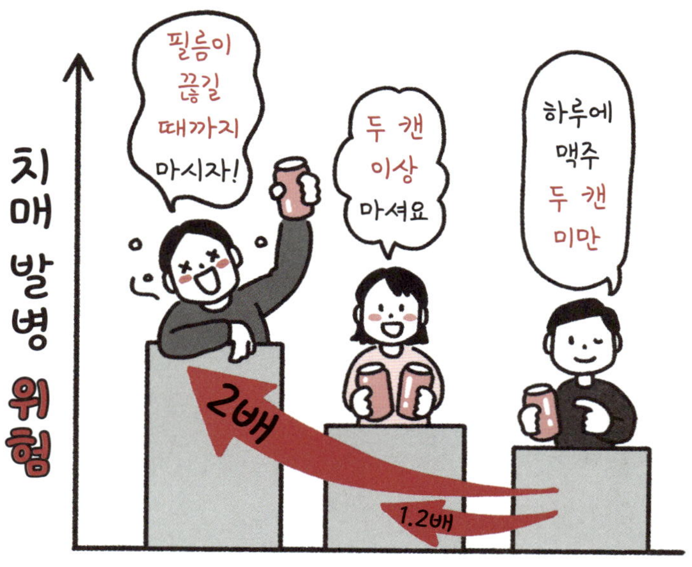

약 18% 높았다.[1] 이 수치만으로는 실감이 잘 되지 않으니, 알코올의 양을 보통 저녁에 마시는 맥주(350mL)로 바꾸어보자. 하루에 약 두 캔 이상 마시는 사람이 바로 '주당 168g 이상의 알코올을 섭취하는 사람'에 해당한다.

또 다른 대규모 연구에서도 **하루 두 캔 이상의 맥주를 마시는 사람은 그보다 적게 마시는 사람보다 치매 위험이 약 22% 높다**고 보고되었다.[2] 흥미로운 점은, 평소에는 많이 마시지 않더라도 **가끔 의식을 잃을 정도로 마시는 사람의 경우, 치매 위험이**

약 두 배로 높아졌다는 사실이다.

즉, 매일 맥주 두 캔 이상을 마시는 습관이 있거나, 평소에는 적게 마시지만 때때로 폭음하는 습관이 있는 사람이라면, 장래에 치매에 걸릴 가능성이 있다는 의미다.

✱ 맥주 한 캔과 두 캔의 차이는 이렇게 크다

또 하나 한국에서 진행된 흥미로운 대규모 연구가 있다.[3] 같은 아시아권을 대상으로 한 연구이기 때문에 일본인에게도 비교적 잘 들어맞을 가능성이 있다.

이 연구에서는 무려 400만 명에 달하는 한국인의 음주량을 조사해, 참가자를 네 그룹으로 나누었다. ① 술을 전혀 마시지 않는 사람, ② 하루 알코올 섭취량이 맥주 350mL 한 캔 이내인 사람, ③ 두 캔 이내인 사람, ④ 두 캔을 초과해 마시는 사람이다.

또한, 추적 기간에 술을 전혀 마시지 않은 사람, 마시다가 금주한 사람, 음주량을 줄인 사람, 음주량이 변하지 않은 사람,

음주량을 늘린 사람으로도 구분했다.

그리고 각 그룹에서 이후 치매(특히 알츠하이머형 치매와 혈관성 치매)의 발병과의 관련성을 평가했다.

그 결과, 다양한 음주량과 음주 습관의 변화가 있는 가운데, **술을 전혀 마시지 않는 사람과 비교했을 때, 꾸준히 맥주 두 캔 이내로 마신 사람은 치매 발병 위험이 낮았던 반면, 두 캔을 넘게 마신 사람은 오히려 치매 발병 위험이 높았다.**

흥미롭게도, 처음에는 두 캔을 초과해 마시다가 나중에 두 캔 이내로 줄인 사람은, 계속 과음한 사람보다 치매 위험이 낮아졌다.

반대로 술을 전혀 마시지 않다가 나중에 맥주 한 캔 이하로 마시기 시작한 사람은, 계속 금주한 사람보다 치매 위험이 낮았다. 한편, **음주량을 늘리거나 중간에 술을 끊은 사람에게서는 오히려 치매 위험이 커지는 경향이 나타났다.**

✳ 저녁 술자리를 즐긴다면 '맥주 한 캔'까지만

이 결과만 보고 "그럼 조금은 술을 마시는 게 더 낫겠네" 하고 성급하게 생각할 수도 있다. 하지만 음주를 중단한 사람들 중 상당수가 질병으로 술을 마실 수 없게 된 경우였을 가능성이 있다.

이런 연구 결과들이 시사하는 바는 명확하다. **매일 맥주 두 캔보다 많이 마시는 습관은 장래의 치매 위험을 높일 가능성이 있지만,** 그 양을 줄이면 위험을 낮출 수 있다는 것이다. 특히 **두 캔을 한 캔으로 줄여도 그 위험을 낮출 수 있으며,** 어떤 경우에는 완전한 금주보다 더 나은 결과를 보일 수도 있다.

술과 뇌의 관계는 마치 욕조의 물 온도와 같다. 차가운 물을 데우면 어느 순간 가장 쾌적한 온도가 되지만, 너무 뜨거워지면 오히려 불쾌해진다.

술도 마찬가지다. 뇌에 가장 이로운 '적정량'이 있으며, 그 한계를 넘어서면 오히려 뇌에 부담과 스트레스를 주게 된다.

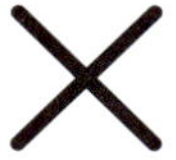

밤늦게 기름진 음식을 먹는다

퇴근이 늦어져 허기를 달래기 위해, 밤늦게 역 앞 덮밥 체인점에 들러 곱빼기 쇠고기덮밥을 주문한다. 지금은 미국에 살고 있어 그럴 일이 없지만, 일본에 살던 시절에는 나 역시 자주 그랬다.

심야 영업하는 음식점은 늦게까지 일하는 사람들에게는 고마운 존재다. 업무 스트레스를 풀기 위해 곱빼기 덮밥이나 패밀리레스토랑의 고칼로리 함박스테이크 정식을 밤늦게 먹는 일도 드물지 않을 것이다. 시간 절약에다 가성비까지 갖추었으니, '이보다 좋은 선택은 없다'고 생각했던 때도 있었다.

하지만, 이런 습관이 치매 위험에 영향을 미칠 수 있다는 사실을 알게 된다면, 생각이 조금 달라질 것이다.

✳ 악성 콜레스테롤과 치매

연구에 따르면, 밤늦게 푸짐한 식사를 즐기는 사람은 그렇지 않은 사람에 비해 비만이 되거나, 이른바 '악성' 콜레스테롤 수치가 높아질 위험이 크다.[1] 이는 어느 정도 예상했던 결과라고 할 수 있다.

여기서 중요한 것은 '언제 먹는가'뿐만 아니라 '무엇을 먹는가'다. 같은 '늦은 밤 식사'라도, 양이 많거나 건강에 좋지 않은 메뉴는 더 나쁜 영향을 줄 수 있다.

예를 들어, 앞서 언급한 쇠고기덮밥이나 함박스테이크에 들어 있는 동물성 포화지방산이나 소고기·돼지고기 같은 '붉은 고기'의 섭취량이 늘어나면 악성 콜레스테롤 수치를 높이는 원인이 될 수 있다. 반대로, 이런 고기를 다른 단백질원으로 바꾸면 악성 콜레스테롤 수치가 개선되는 경우도 알려져 있다.[2] 쇠고기덮밥이나 함박스테이크 자체가 나쁘다는 뜻은 아니지만, 경우에 따라 이 선택이 우리 몸에 부정적인 변화를 일으킬 수도 있다는 점은 거의 확실하다고 볼 수 있다.

궁극적으로는 이런 **체중 증가와 악성 콜레스테롤 증가는 치매 위험을 높일 가능성이 크다.**

예를 들어, 100만 명 이상 데이터를 분석한 영국 연구[3]에서는 소위 악성 콜레스테롤이라 불리는 LDL 콜레스테롤 수치가 높을수록 치매 발병 확률이 상승하는 연관성이 나타났다. 이런 연관성은 다른 연구에서도 반복적으로 관찰되며, 특히 65세 미만인 비교적 젊은 연령층에서 더욱 강하게 나타났다.[4]

이는 악성 콜레스테롤이 뇌혈관 질환 위험을 높일 뿐만 아니라, 알츠하이머병과 관련된 비정상 단백질(아밀로이드 베타, 타우 단백질)의 침착을 촉진하기 때문으로 해석된다.[3]

✳ 비만과 치매는 밀접하게 연결되어 있다

밤늦은 식사는 비만의 주요 원인 중 하나이며, 비만이 치매와 깊은 관련이 있다는 사실은 이미 여러 연구에서 확인되었다. 그렇다면 왜 늦은 시간의 식사가 체중 증가로 이어질까? 그 이유는 우리 몸의 생체 리듬과 밀접한 관계가 있다. **우리 몸은 하루 시간대에 따라 음식 처리 능력이 크게 달라진다.**[5] 밤이 되면 혈당이 더 쉽게 상승하고 위의 소화 속도 역시 느려진다.[6,7] 이런 변화는 오후 4~5시경을 기점으로 점점 커지기 때문에, 이론적으로는 저녁 6시보다 밤 9~10시에 먹는 식사가 비만으로 이어질 가능성이 더 크다.

게다가 **밤에 먹으면 포만감을 느끼기 어려워 과식하기 쉽다.** 이른 시간에 충분히 먹는 것과 비교했을 때, 밤늦게 식사하면 하루 총칼로리 섭취량이 증가하는 경향이 있다는 사실이 밝혀졌다.[8] 이런 요인들이 복합적으로 작용해 밤늦은 식사는 체중 증가 위험을 높이고, 남는 칼로리가 쉽게 축적되어 장기적으로 비만을 초래한다.

특히 중년기의 비만이 치매 위험과 밀접하게 관련된다는 점은 반복적으로 보고되었다.[9] 반대로, 비만인 사람이 단 2kg만 체중을 줄여도 약 6개월 후에는 인지 기능이 개선되었던 사례도 있었다.[10] 즉, 체중 관리와 이를 결정짓는 생활 습관은 단순히 외모나 체형의 문제가 아니라, 인지 기능과 긴밀하게 연결되어 있다.

이처럼, 악성 콜레스테롤과 비만은 스스로 조절할 수 있는 치매 위험 요인으로 알려져 있다.[11] 즉, 밤늦게 쇠고기덮밥 가게에서 곱빼기를 즐기거나, 패밀리레스토랑에서 푸짐한 함박스테이크 정식을 먹는 습관은 비만과 LDL 콜레스테롤을 증가시켜 미래의 치매 위험을 높인다.

기름진 음식과 치매의 관계는, 자동차의 연료와 엔진 성능의 관계와 비슷하다고 생각하면 된다. 품질이 낮은 연료를 계속 넣으면 엔진이 서서히 손상되고, 결국 고장이 나기 쉽다. 마찬가지로, 밤늦은 시간의 기름진 식사는 우리 뇌에 부담을 주고, 장기적으로 치매 위험을 높인다.

물론 직장인이라면 업무 때문에 식사 시간을 마음대로 바꾸기 어려울 것이다. 그러나 식사 내용에 작은 변화만 주어도 위험을 줄일 수 있다. 예를 들어, **지중해식 식단**(채소, 과일, 통곡물, 생선을 충분히 섭취하고, 소고기·돼지고기 같은 붉은 고기는 줄이는 식사)**을 실천한 사람들은 일반적인 식단을 유지한 사람보다 인지 기능이 개선될** 가능성이 크다.[12]

"그래도 쇠고기덮밥 없이는 못 살아!"라고 주장하는 사람도 있을 것이다. 이 경우에도, 모든 식사를 바꾸지 않고 일부만 건강식으로 대체하거나 적절한 운동을 병행한다면 이런 악영향을 줄일 수 있다는 점을 기억하자.[1]

담배를 피운다

"우리 할아버지는 골초였지만 치매에 걸리지 않았어."

아마 이런 말을 한 번쯤 들어본 적이 있을 것이다. 이런 이야기를 들으면 '그럼 계속 담배를 피워도 문제없겠네', '아버지께 담배 끊으라고 할 필요 없겠네'라고 생각할 것이다.

사람은 본능적으로 자신에게 유리한 정보만 기억하는 경향이 있다. 실제로 오랫동안 담배를 피웠는데도 치매에 걸리지 않는 사람은 존재하며, 이는 사실이다.

하지만 '위험하다'는 표현이 말하는 바는 어디까지나 '확률의 문제'라는 점을 잊으면 안 된다. 담배가 치매 위험을 높인다고 해서 흡연자는 검은색이고 비흡연자는 흰색이라고 구분할 수는 없다. 담배를 피우든, 피우지 않든 모두 회색 스펙트럼 안에 존재한다. 다만 그 회색이 검은색에 가까운 회색이 될지, 흰색에 가까운 회색이 될지는 '위험 요인의 크기'에 따라 달라진다. 이런 감각이 없으면 '위험'이라는 개념을 제대로 이해하기 어렵다.

그렇다면 담배는 정말 치매 위험을 높일까? 이 점에 대해서는, 아마 대부분 짐작하듯 거의 확실히 '그렇다'고 말할 수 있다. 예를 들어, 약 96만 명의 데이터를 다룬 대규모 연구에서 **흡연자가 비흡연자보다 치매 위험이 약 30% 증가했다**고 보고되었다.[1]

✳ 30대에 흡연을 시작한 사람은 주의해야

특히 주목해야 할 점은 같은 흡연이어도 '어느 연령대에 흡연을 하느냐'가 위험도에 영향을 준다는 사실이다. 최근 연구에 따르면, 65세 이전의 흡연은 65세 이후의 흡연보다 더 강력한 위험 요인이 될 가능성을 제시하고 있다.

30대 이후의 사람들을 장기간 추적한 어느 대규모 연구에서는 30대에 흡연을 시작한 사람이 치매 위험이 가장 높았다.[2]

이는 장기간의 흡연이 뇌에 누적적인 손상을 줄 가능성을 보여준다. 사실 이런 정보는 최근에 와서야 밝혀진 것이고, 과거에는 고령기의 흡연만 위험하다고 여겨졌다.

이는 아마도 예전에는 젊을 때부터 흡연한 사람들이 치매가 나타나기 전에 심장병이나 암으로 먼저 사망했던 경우가 많았기 때문일 것이다. 지금은 이런 질환의 예방과 치료가 크게 발전해, 치매가 생길 정도로 오래 살 수 있게 된 현실이 반영되었기 때문일 것이다.

이 때문에 이 연구에서 처음으로 **젊은 시절의 흡연도 치매 위험으로 이어진다**는 사실이 밝혀진 것이다. 뒤집어 말하면, 암이나 심장 질환은 어느 정도 예방하거나 치료할 수 있는 시대가 되었지만, 치매는 아직 그렇지 못하다는 뜻이기도 하다. 이런 관련성은 여러 번 확인되었고, 영국에서 약 50만 명을 조사한 연구에서도 **50세 미만의 흡연자는 비흡연자보다 치매 위험이 1.7배 높았다.**[3] 이 연구에서는 성별에 따른 차이도 살폈지만, 남녀 간 위험도 차이는 없었다.

✳ 담배가 뇌에 손상을 가하는 이유

그렇다면 왜 흡연이 치매 위험을 높일까? 주된 이유로는 체내 산화 스트레스 증가, 그에 따른 뇌 손상, 그리고 혈관 건강에 미치는 악영향을 들 수 있다.[4]

먼저, 흡연을 하면 체내에 '산화물질'이라는 유해 물질이 쌓인다. 이 산화물질은 뇌 안에서 아밀로이드 베타 같은 비정상 단백질을 만들어내는데, 이런 단백질들은 뇌세포를 손상시키거나 뇌가 필요한 정보를 찾아내는 능력을 방해한다. 결국 이런 변화들이 치매 위험을 키운다. 마치 잘 정돈된 집안에 쓰레기와 불필요한 물건이 쌓여 점점 어질러지고, 필요한 물건을 찾기 어려워지는 것과 같다.

흡연은 혈관에도 나쁜 영향을 준다. 흡연은 동맥경화를 일으키는 것으로 알려져 있다. 혈관을 수도관에 비유하자면, 동맥경화는 수도관 안쪽에 녹이 슬어 점점 좁아지고 막히기 쉬워지는 상황에 가깝다.

이렇게 되면 혈액 흐름이 나빠지고, 심해지면 수도관에 물이 흐르지 않듯 충분한 혈류가 뇌에 도달하지 못한다. 뇌는 특히 많은 혈액과 산소가 필요한 민감한 기관이기 때문에, 공급이 줄어들면 손상을 입고 치매 위험이 상승한다.

즉, 흡연은 뇌라는 중요한 집의 수도관(혈관)에 일부러 쓰레기를 쌓아두고, 수도 공급을 방해하는 행동이라고 볼 수 있다. 그 결과 집의 기능이 마비되는 것이다.

하지만 그렇다고 해서 지금 흡연하고 있는 사람이 "이미 늦었으니 그냥 계속 피워야겠다"라고 자포자기할 필요는 없다. **금연을 하면 치매 위험을 낮출 가능성이 분명히 있기 때문이다.**

한국에서 진행된 전국 규모 연구에 따르면, 2년 동안 금연에 성공한 사람은 흡연을 계속한 사람보다 이후 약 6년 동안 관찰된 치매 발생 위험이 더 낮았다는 결과가 보고되었다.[5]

✳ 담배는 젊었을 때 단번에 끊는 것이 최선이다

이 연구에서 특히 눈여겨봐야 할 점이 두 가지 있다. 첫째, **금연 효과는 65세 이전에 금연한 사람에게서만 뚜렷하게 나타났**

다는 것이다. 반대로 65세 이후에 금연한 경우에는 치매 위험이 크게 줄어들지 않았다.

둘째, 위험 감소가 관찰된 대상은 '완전히 금연에 성공한 사람'뿐이었다는 점이다. 흡연량을 줄이기만 한 경우, 심지어 절반 이상 줄였더라도 치매 위험은 낮아지지 않았다. 다시 말해 정말 중요한 것은 '완전한 금연'이지, '감연(흡연량만 줄이는 것)'은 의미가 없다.

이 같은 결과는 영국을 포함한 여러 나라의 연구에서도 반복적으로 확인되었다.[6]

이런 연구들을 바탕으로 현재는 흡연이 비교적 젊은 시기부터 치매 위험 요소로 고려되어야 한다는 견해가 받아들여지고 있다. 또한 이미 흡연을 시작했다 해도 금연을 해서 위험을 줄일 수 있다는 점도 중요하다. 담배가 폐기종이나 폐암의 원인이라는 사실은 널리 알려져 있지만, 여기에 치매 위험도 함께 포함된다는 점을 기억해둘 필요가 있다.

문제는 니코틴의 강한 의존성 때문에 자신의 의지만으로 금연하기가 쉽지 않다는 것이다. '언젠가 끊어야지'라고 생각하면서 계속 피우는 행동은 결국 당신에게 치매라는 위험을 더 가까이 끌어당기는 셈이다. 설령 당신의 할아버지가 '골초였지만 치매에 걸리지 않았다'고 해도 말이다.

눈이 나빠져도
병원에 가지 않는다

스마트폰은 이제 세대를 막론하고 필수품이 되었다. 고령자가 스마트폰을 능숙하게 사용하는 모습도 더는 낯설지 않다. 하지만 스마트폰이 우리 몸에 어떤 영향을 미치는지 깊이 생각해본 사람은 많지 않을 것이다.

스마트폰은 사실 몇 가지 눈 관련 문제를 일으키는 것으로 알려져 있다.

예를 들어, 스마트폰의 과도한 사용은 근시와 관련이 있다.[1] 또 스마트폰에서 나오는 블루라이트의 영향은 아직 밝혀지지 않은 부분이 많지만, 눈의 다른 건강 문제로 이어질 가능성도 우려되고 있다.

✱ 자외선, 흡연, 음주, 콘택트렌즈의 잘못된 사용이 눈 건강을 해친다

일상생활에서 눈 건강을 위협하는 습관은 스마트폰에만 국한되지 않는다. **자외선에 과다 노출되는 것, 흡연과 음주 같은 습관은 백내장의 위험 요인이 되며,**[2] **고혈압과 당뇨와 같은 생활 습관병은 녹내장의 위험을 높인다.**[3,4] 또한 콘택트렌즈를 사용하는 사람의 경우, 관리나 착용이 잘못되면 다양한 눈 질환으로 이어질 수 있다. 감염증을 포함해 일부 질환은 실명 위험까지 있다.

이처럼 사실 일상 속에는 눈에 좋지 않은 습관이 매우 많다. 그럼에도 대부분은 평소 눈이 '보인다'는 사실이 너무 당연해서 정작 눈 건강에 신경을 쓰지 않는다. 스마트폰에서 눈을 쉬게 하는 시간을 의식적으로 확보하는 사람, 외출 시 눈을 자외선으로부터 보호하는 방법을 고민하는 사람은 생각보다 많지 않을 것이다.

눈은 뇌로 향하는 정보를 포착하는 중요한 '안테나'다. 시력이 떨어지면 안경이나 콘택트렌즈를 끼면 된다고 단순하게 생각하겠지만, 최근에는 **시각 이상이 단순한 불편을 넘어 뇌 건강에도 영향을 줄 수 있음이 밝혀지고 있다.**

실제로 50세 이상 성인 중 **생활 습관이 원인이 되어 사실상 '예방할 수 있었던' 시력 저하나 실명에 이른 사람의 비율은 전 세계적으로 12.6%에 달한다.**[5] 이것은 결코 작은 수치가 아니다. 많은 사람이 충분히 예방할 수 있었던 문제로 인해 50세 이후 시각 장애를 겪고 있는 것이다.

✱ 시력 저하는 치매 위험을 높인다

그리고 여기서부터가 중요한데, 시력 저하 자체가 치매 위험을 높이는 요인으로 보인다는 점이다. 실제로 최근 연구에서는 시각 이상과 치매 위험 사이에 뚜렷한 관련성이 확인되고 있다. 600만 명 이상 데이터를 분석한 연구에 따르면, **시력 저하가 치매 위험을 1.47배 높인다**는 사실이 밝혀졌다.[6]

더욱 흥미로운 점은 시각 이상을 일으키는 원인에 따라 치매 위험이 다르게 나타났다는 것이다. 예를 들어, **백내장이나 당뇨병성 망막증은 치매 위험 증가와 관련이 있었지만, 녹내장이나 노인성 황반변성은 명확한 관련성이 확인되지 않았다.**[7]

또한 시력 저하가 심할수록 치매에 걸리기 쉽다는 보고도 있다.[8] 그러니, 가능한 한 좋은 시력을 유지하는 것이 중요하다.

✽ 백내장을 수술하면 뇌에도 좋은 영향이

"아, 이미 눈이 많이 안 좋은데…"라고 생각하는 사람에게도 희망적인 소식이 있다. 백내장이 있는 사람 중 **백내장 수술을 받은 사람은 받지 않은 사람보다 치매 위험이 낮아졌다**는 보고가 있다.[9] 이는 눈에 문제가 생겨도 적절한 치료를 하면 치매 위험을 낮출 수 있다는 가능성을 보여준다.

시각 이상이 왜 치매와 연관되는지는 아직 완전히 밝혀지지 않았다. 당뇨 같은 질병이 눈과 뇌 양쪽에 영향을 미칠 가능성, 혹은 시력 저하로 인해 뇌로 들어오는 자극이 감소해 치매를 촉진할 가능성 등이 제시되고 있다.[10]

무엇보다 중요한 것은, 눈 문제의 상당수는 교정하거나 치료할 수 있다는 사실이다.[5] 즉, **적절한 치료와 관리만 이루어진다면 많은 사람이 시력을 개선할 수 있고, 동시에 치매 위험을 줄일 수 있다.**

정기적으로 안과 검진을 받고 필요한 치료를 제대로 받는 것은 눈 건강을 지키는 데 도움이 될 뿐만 아니라, 미래의 치매 위험을 줄이는 데도 매우 중요한 습관이라 할 수 있다.

✕ 짜게 먹는다

당신은 회를 먹을 때 간장을 듬뿍 찍어 먹는 편인가. 아니면 저염 간장을 사용해 가능한 한 간장을 적게 쓰는 '간장 최소 사용파'인가.

간장은 물론이고 일본 식문화 전반에서 염분은 빠질 수 없는 요소다. 절임, 된장국, 생선 소금구이. 미국에 있는 나로서는 생각만 해도 군침이 도는 음식들이지만, 이런 식습관이 우리 뇌에 어떤 영향을 미치는지 다시 생각해 볼 필요가 있다.

✳ 염분 과다 섭취는 고혈압을 부른다

일본인의 염분 섭취량은 세계적으로 보아도 많은 편이다. 하

루 평균 염분 섭취량은 남성 10g, 여성 9g을 넘으며, WHO
가 권고하는 하루 5g 미만의 기준을 두 배 정도 초과하고 있
다.[1]* 특히 간장이나 절임류를 즐겨 먹는 사람이라면 그렇지
않아도 많은 일본인의 평균 염분 섭취량을 더욱 초과했을 가
능성이 있다.

100편이 넘는 연구를 살펴보면, **염분을 많이 섭취하는 것이 고
혈압을 일으키는 중요한 요인이 된다는 사실은 너무나 명확하다.**
이 사실은 다른 관점에서도 뒷받침되고 있다. **식사 중 염분 섭
취를 줄이면 고혈압 환자뿐 아니라 혈압이 정상인 사람도 혈압
이 낮아진다는 결과가 반복적으로 확인되었다.** 이 효과는 어린
이부터 고령층까지 폭넓게 나타난다.[2,3] 즉, 이 글을 읽는 당신
이 몇 살이든 관련되어 있다는 이야기다.

또한 여러 연구에서는 **젊은 사람보다 고령층일수록 염분을 제
한했을 때 혈압 감소 효과가 더 크다**는 결과도 나왔다. 이 말은
간장을 저염 간장으로 바꾸기만 해도 충분히 의미 있는 변화

---

* 대한민국 전체 국민의 나트륨 섭취량은 2019~2023년 국민건강영양조사 자료에 따르면, 3000mg 안팎에서
큰 변화 없이 유지되고 있다. 세계보건기구(WHO)는 하루 소금 섭취량을 5g(나트륨 2000mg) 넘지 않도록 권장하고 있
으니, WHO 권고기준보다 지속적으로 높은 수준임을 알 수 있다. 성별로는 남성이 여성보다 더 많은 나트륨을 섭취
하는 경향을 보였다. _출처: 질병관리청 국가건강포털 - 편집자

가 일어난다는 뜻이다.

그리고 여기서부터가 본론인데, 고혈압은 치매 위험과 밀접하게 관련이 있는 듯하다. 실제로 고혈압은 알츠하이머병이나 혈관성 치매 등 다양한 유형의 치매에 걸릴 위험을 높인다.[4]

✳ 고혈압과 치매

흥미롭게도 고혈압과 치매의 관계는 나이에 따라 달라질 가능성이 있다. 20~50대에서는 일관되게 고혈압이 치매 위험을 높이는 관계성이 보이지만, 고령층에서는 고혈압과 치매의 관계가 다소 복잡하다.

어떤 연구에서는 고령층에서도 고혈압이 치매 위험을 높일 수 있다고 하지만, 반대로 치매가 발병한 사람이 그렇지 않은 사람보다 혈압이 낮은 경향이 있다고 지적하는 연구도 있다. 즉, 고령층에서는 과학적 근거 면에서 혼재되어 있다.[5,6] 다만 한 가지 분명한 메시지는 **'한창 활동하는 시기에는 혈압 관리가 특히 중요하다'**는 점이다.

그렇다면 혈압을 낮추면 치매 위험도 줄어들까? 이 점에 대해서도 몇 가지 연구 결과가 보고되어 있다.

고혈압 환자에게 혈압약을 사용했을 때 인지 기능 저하나 치매 위험이 줄어들 가능성을 보여준 연구가 이미 여러 건 있다. 예를 들어, 9만 명 이상 고혈압 환자를 평균 4년 이상 추적 관찰한 연구에서는 **혈압약을 복용하는 사람이 그렇지 않은 사람보다 인지 기능 저하나 치매 위험이 낮은 것으로 나타났다.**[7]

하지만 더 짧은 기간, 즉 1~2년에 한정해 관찰한 경우에는 뚜렷한 효과가 보이지 않았다는 보고도 있어,[8] 혈압을 낮추는 데 따른 '차이'는 시간이 좀 더 지난 뒤 나타나는 것으로 여겨진다. **고혈압 치료는 눈앞의 효과가 아니라, 장기적으로 미래의 자신을 지키기 위한 선행 투자라는 인식이 필요하다.**

이런 연구들을 종합하면, 간장을 많이 쓰는 등 염분을 과다하게 섭취하는 습관은 고혈압을 불러오고, 고혈압은 미래의 치매 위험을 높이는 중요한 요인 중 하나라고 할 수 있다.

그러니 '간장을 듬뿍 찍어 먹는다', '국물은 진해야 맛있다'와 같은 식습관을 매일 이어가고 있다면 다시 한번 생각해볼 필요가 있다. '짠 음식을 좋아하지만 지금은 혈압도 정상이고

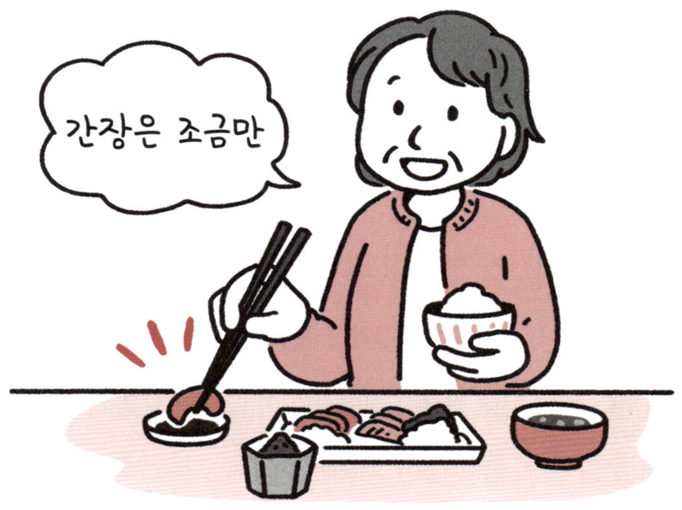

건강하다'고 생각할 수 있지만, 문제가 되는 시점은 지금의

자신이 아니라 미래의 자신이라는 점을 기억해야 한다.

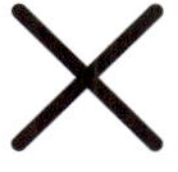

단 음료를 즐겨 마신다

당신은 청량음료를 자주 마시는 편인가? 물이나 녹차만 계속 마시다가 갑자기 탄산음료나 주스가 생각나는 날이 있을 것이다.

나 역시 이른바 '달달한 것'을 좋아하는 사람이다. 달콤한 청량음료는 그렇게 자주 찾지 않지만 커피와 잘 어울리는 디저트를 너무 좋아하니 결과적으로 내 뱃속은 설탕 든 커피를 마신 상태와 다름없다. 사실은 단 음식과 건강에 관한 글은 가능하면 쓰고 싶지 않다고 생각하면서도, 외면할 수 없는 주제이기에 이렇게 글을 쓰고 있다.

설탕이 든 청량음료는 새삼 말할 필요도 없이 우리 건강에 큰 영향을 줄 수 있다.

어느 대규모 연구에서는 **설탕이 든 음료를 자주 마시는 여성은 그렇지 않은 여성보다 2형 당뇨병**(유전적 요인에 환경적 요인이 더해져 혈당이 높아지는 질환) **발병 위험이 83%나 높아지는** 것으로 보고되었다. 구체적으로는 하루에 한 병 이상 설탕이 든 청량음료를 마시는 여성은 한 달에 한 병 미만만 마시는 여성에 비해 당뇨병 발병 위험이 1.83배에 달한다고 한다.[1]

비슷한 결과는 약 4만 명을 대상으로 한 또 다른 연구에서도 확인되었다. 이 연구에서는 설탕이 든 청량음료의 섭취량이 늘어날수록 당뇨병 위험이 하루 한 병 증가할 때마다 18%씩 높아지는 것으로 나타났다.[2] 즉, 달콤한 음료를 마시는 양이 늘어날수록 위험도 커진다는 뜻이다.

안타깝게도 이런 위험 증가는 인공 감미료를 사용한 '제로 칼로리' 음료나 '건강에 좋아 보이는' 과일 주스에서도 관찰되었다. 즉, **인공 감미료와 과일 주스가 당뇨병 위험을 낮추는 대체재가 되지 못할 가능성이 높다는 것이다.**[2] '제로 칼로리' 디

저트까지 믿기 어려워지니, 달콤한 것을 좋아하는 나로서는 도망칠 곳이 없어지는 셈이다.

달콤한 음료가 당뇨병으로 이어지는 이유에는 여러 가지가 있지만, 그중에서도 체중 증가가 가장 큰 요인일 것이다. 실제로 앞서 언급한 연구에서도 설탕이 든 청량음료 섭취량이 늘어난 여성은 그렇지 않은 여성보다 조사 기간 중 체중 증가폭이 더 컸다.[1]

왜 여기서 당뇨병 이야기를 꺼내는가 하면, 이미 짐작했겠지만 당뇨병 역시 치매의 중요한 위험 요인 중 하나로 꼽히기 때문이다.

✱ 당뇨병에 걸리는 나이가 젊을수록 치매 위험이 높아진다

사람들은 당뇨병을 단순히 혈당이 높아지는 질환이라고 생각한다. 혹은 눈이나 신장이 나빠지는 병이라는 정도로 알고 있다. 하지만 사실 당뇨병은 치매와도 깊게 관련되어 있다. 특히 **2형 당뇨병은 치매 발병 위험을 높이는 중요한 요인이다.**

최근 연구에서는 '당뇨병이 발병한 시기' 역시 치매 위험에 큰 영향을 준다는 사실이 밝혀졌다. 어느 대규모 연구에 따르면, 2형 당뇨병의 발병 나이가 5년 젊어질 때마다 치매 위험이 24% 증가했다.[3] 즉, **당뇨병에 걸리는 나이가 젊을수록 이후 치매를 앓을 확률이 커진다는 뜻이다.**

반면, 70세 이후에 당뇨병이 발병한 경우에는 치매 위험과의 관련성이 그다지 뚜렷하지 않다. 즉, 특히 한창 일할 나이에 당뇨병에 걸리지 않도록 예방하는 것이 치매를 예방하는 것으로 이어질 가능성이 크다.

의사로 일하다 보면, 은퇴를 앞두고 시간이 생기면서 건강관리에 갑자기 관심을 기울이는 사람들을 흔히 보게 된다. 하지만 그때는 이미 늦었을지도 모른다.

그렇다면 왜 당뇨병이 치매 위험을 높이는 것일까?

❶ 혈관 손상

당뇨병은 장기적으로 혈관을 손상시키고, 뇌졸중의 위험을 높인다.[4] 이것이 혈관성 치매로 이어질 가능성이 있다.

❷ 인슐린에 대한 반응 저하

2형 당뇨병에서는 세포가 인슐린(췌장에서 분비되는 호르몬)에 잘 반응하지 못하는 '인슐린 저항성'이 나타난다. 인슐린은 혈관 속에 있는 당을 세포 안으로 들여보내는 데 중요한 역할을 한다. 인슐린 반응이 떨어지면 뇌세포가 필요한 에너지를 제대로 공급받지 못한다. 이 과정은 알츠하이머병의 발병 메커니즘과도 관련되어 있다.[5]

❸ 체내 염증

당뇨병이 발병하면 몸속은 염증이 일어나기 쉬운 상태가 된다. 예를 들어, 혈당이 높은 상태가 계속되면 단백질이나 지질이 당과 결합하면서 체내 염증을 일으킨다. 또 지나치게 증가한 내장지방 역시 염증의 원인이 된다. 이런 만성 염증이 치매 위험을 높일 수 있다.[3]

✳ 당뇨병 약이 치매 위험을 낮추기도, 높이기도 한다

하지만 당뇨병이 발병해도 **특정 종류의 당뇨병 치료제가 치매 위험을 낮출 수 있다**는 연구 결과도 존재한다.

예를 들어, **당뇨병이 있는 사람이 SGLT2 억제제를 사용해 치료하면 치매 위험이 59% 감소하고, GLP-1 수용체 작용제를 사용한 경우에는 위험이 66% 낮아졌다**는 보고가 있다.[6] 반면 설포닐 요소제라는 약을 사용했을 때는 치매 위험이 오히려 43% 증가한다는 지적도 있다.[6]

즉, 같은 '치료'라도 **어떤 약을 선택하느냐에 따라 미래의 인지 기능이 달라질 수 있다**는 뜻이다. 당뇨병이 이미 발병했다면, 당신의 치매 위험은 의사가 어떤 약을 선택하느냐에도 달려 있을지 모른다.

어쨌든 가장 중요한 것은 애초에 2형 당뇨병을 예방하는 것이다. 그리고 당뇨병이 생겼다면 제대로 치료하는 것이다. 당뇨병은 단순히 혈당만의 문제가 아니다. 장기적인 인지 기능에도 큰 영향을 줄 수 있는 병이다. 당신이 매일 마시는 음료가 당뇨병 위험을 높이고, 그로 인해 향후 뇌 건강까지 좌우할 수 있다는 점을 기억하자.

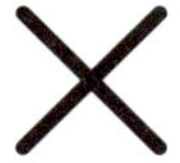

머리를 보호하려는 생각이 없다

평소 자주 자전거를 타는 사람들에게 묻고 싶다. 자전거를 탈 때 헬멧을 착용하라는 법규가 있는데, 여러분은 실제로 헬멧을 쓰고 있는가?

또, 자녀나 손주가 축구 동아리에서 활동 중이라면 한번 생각해보자. 그 아이는 헤딩 연습을 반복하고 있지 않은가?

언뜻 보면 관계가 없어 보이는 두 질문이지만 공통점이 있다. 사실 둘 다 '머리 부상', 또는 그러한 위험이 있을 수 있다는 점에서 연결되어 있다.

'머리 부상'이라고 하면 헬멧을 쓰지 않고 오토바이를 타다 사고로 크게 머리를 다치는 경우부터, 넘어져서 가볍게 부딪히는 경우까지 범위가 넓다. 축구의 헤딩처럼 일상적인 충격은 대부분 '부상'이라고 생각조차 하지 않는다.

'겉으로 드러나는 외상이 있는지'라는 의미에서는 맞는 말이다. 하지만 치매 위험이라는 관점에서 보면 이야기가 조금 달라진다. 지금까지의 연구에 따르면 머리에 가해지는 충격을 포함해 **머리 부상을 경험한 사람은 치매에 걸릴 위험이 약 66~84% 높아진다**고 보고되었기 때문이다.[1,2]

✳ 머리에 반복되는 작은 충격도, 단 한 번의 큰 부상도 위험하다

축구에서는 공을 머리로 헤딩하는 일이 자주 일어난다. 한 번 헤딩할 때 충격이 매우 작아 무시할 수 있는 수준일 수도 있고, 아마 숙련된 선수라면 통증도 느끼지 않을 것이다. 그러나 이런 충격이 장기간 반복되면 뇌에 만성적인 손상이 축적될 수 있다. 실제 연구에서도 이런 위험성이 확인되었다.

스코틀랜드의 대규모 연구에 따르면, **전직 프로 축구 선수의 치매 위험은 일반인보다 약 3.7배 높았다.**[3] 특히 헤딩 빈도가 높은 수비수, 그리고 커리어가 15년 이상으로 긴 선수일수록 그 위험이 더욱 증가했다.

또 다른 소규모 연구에서도 전직 프로 축구 선수 중 헤딩을 많이 한 선수일수록 인지 기능이 저하되어 있을 가능성이 제기되었다.[4] 즉, 작은 충격이라도 반복되면 문제가 될 수 있음을 시사하는 결과다.

또 헬멧을 쓰지 않고 자전거나 오토바이를 타다가 넘어지거나 사고가 났을 때는 머리에 직접적인 충격을 받기 쉽다. **이런 큰 머리 부상은, 그것이 단 한 번이라도 치매 위험을 높일 가능성이 있다.**[5,6] 단 한 번이라도 심각한 충격을 받을 가능성이 있다면 미리 예방하는 것이 최선일 것이다. 이것이 처음에 '헬멧을 쓰고 있는가'라는 질문을 한 이유다.

"뇌출혈이 아니라 일시적인 뇌진탕 정도라면 장기적으로 문제가 없지 않을까?"라고 생각할 수 있다. 그러나 뇌진탕을 당했을 때에도 미세한 손상이 남을 수 있으며, 이 미세한 손상이 장기적으로 치매 위험을 높일 수 있다. **실제로 뇌진탕 같은 가벼운 부상만으로도 알츠하이머병 위험이 약 18% 높아진다는**

머리 부상이 치매 위험을 높이는 이유는 아래와 같은 여러 요인이 복합적으로 작용하기 때문이다.[7,8]

머리 부상이 치매 위험을 높이는 이유

❶ 신경세포 손상

머리에 충격이 가해지면 뇌 속 신경세포와 그 연결 부위(축삭)가 직접적으로 손상된다. 뇌에는 전기신호를 전달하는 복잡한 네트워크가 구축되어 있는데, 머리 부상은 그 네트워크 속 전기 배선을 끊어 신호가 전달되지 않게 만든다. 그 결과 인지 기능 저하로 이어진다.

❷ 비정상 단백질의 축적

손상된 뇌에서는 타우 단백질, 아밀로이드 베타 같은 비정상적인 단백질이 축적되기 시작한다. 이는 알츠하이머병 등 치매에서 관찰되는 뇌 변화와 깊은 관련이 있다.

❸ 만성적인 뇌 염증

머리 부상 후 뇌에서는 염증 반응이 일어난다. 염증은 원래 상처를 치유하기 위한 반응이지만, 이것이 오래 지속되면 건강한 신경세포까지 손상될 수 있다.

❹ 뇌 위축과 기능 저하

반복된 손상과 염증은 결국 뇌 일부를 위축시키고, 정보 처리 능력과 기억력을 떨어뜨린다.

❺ 혈류 장애

머리 부상으로 뇌 혈류가 나빠지면 뇌에 필요한 산소와 영양의 공급이 원활하지 않아, 신경세포가 더욱 손상되기 쉽다. 이는 도로 일부가 통제되어 교통 흐름이 나빠지고 물자가 제때 전달되지 못하는 상황에 비유할 수 있다.

✳ 머리 부상은 치매 발병 시기도 앞당긴다

머리 부상으로 인해 나타나는 뇌 변화는 치매 위험을 높일 뿐 아니라, 발병 시기를 더 앞당길 가능성도 있다. **머리 부상을 경험한 사람은 그렇지 않은 사람보다 2~3년 더 일찍 치매가 발병할 수 있다.**[9]

뇌는 한 번 손상되면 원래대로 회복되기 어려운 섬세한 기관이다. 그렇기 때문에 일상생활에서 머리에 충격이 가해지는 상황을 피하는 것은 미래의 인지 기능을 지키는 데 매우 중요하다.

축구의 헤딩이나 헬멧 미착용으로 인한 머리 부상은 뇌에 직접적인 손상을 주고, 장기적으로는 치매 위험을 증가시킨다. 물론 이러한 사실이 축구를 비롯한 스포츠의 재미나 가치, 혹은 자전거·오토바이를 이동 수단으로 사용하는 것 자체를 부정하는 것은 아니다. 실제로 운동과 스포츠는 건강에 큰 이익을 준다. 다만 **뇌 건강을 지키기 위해서는 일상생활과 스포츠 활동에서 머리에 가해지는 충격을 최소화하려고 노력해야 한다.**

실제로 여러 나라에서는 축구에서 헤딩 연습 횟수를 제한하
거나, 일정 나이에 도달할 때까지 헤딩을 금지하는 움직임이
나타나고 있다. 또한 자전거와 오토바이를 탈 때 헬멧을 착용
하는 것은 이동의 편의를 유지하면서도 머리를 보호할 수 있
는 중요한 방법이다.

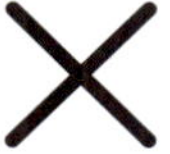

SNS에 빠져 있다

SNS는 이미 많은 사람에게 일상의 일부가 되었다. 멀리 떨어져 사는 가족이나 친구의 근황을 손쉽게 알 수 있고, 자신이 겪은 일을 여러 사람에게 한 번에 전할 수 있다는 점에서 분명 장점이 많다.

나 역시 미국에 살고 있지만 부모님과 여동생, 많은 친구가 일본에 있어 X(옛 트위터), 인스타그램, 페이스북 같은 SNS를 통해 그들이 어떻게 지내는지 자연스럽게 접한다. 사진을 보고 댓글을 남기고 답을 주고받다 보면 마치 매일 얼굴을 보는 듯한 느낌이 들기도 한다.

하지만 SNS 운영사 입장에서 사용자가 오래 머무를수록 수익이 늘기 때문에, 가능한 한 더 오랜 시간을 사용하도록 설계된 요소들이 많다. 예를 들어, 팔로우하지 않은 사람의 영상이나 인기 콘텐츠를 타임라인에 보여주며 시선을 붙잡아 두려 한다. 이 때문에 처음에는 '친구들의 소식을 알아보는 공간'이었던 SNS가 어느 순간 목적 없이 시간을 소비하게 만드는 공간으로 바뀌었다고 느끼는 사람도 적지 않을 것이다. 이렇게 되면 긍정적이었던 공간이 오히려 부정적인 영향을 주는 공간으로 변질될 위험이 있다. 실제로 **SNS를 과도하게 사용하는 경우 우울증 위험을 높일 수 있다**는 연구 결과도 있다.

✳ SNS나 동영상 플랫폼을 보면 볼수록 우울증 위험은 증가한다

친구의 게시물을 보고 메시지를 주고받는 정도라면 즐거운 온라인 사회적 교류라고 볼 수 있다. 그러나 낯선 사람이 올린 숏폼 영상이나 추천 영상만 계속 보는 시간은 더 이상 '교류'라고 할 수 없고, 커뮤니티와의 유대감을 강화하기는커녕 오히려 고립감을 키우는 시간이 될 수 있다.

또 SNS는 부정적으로 작용하기도 한다. 타인과 자신을 비교하며 자존감이 낮아지기도 하고, 때로는 악성 댓글이나 비난을 받아 스트레스와 불안에 시달리기도 한다. 이런 경험은 마음에 상처를 남겨 우울감을 심화시킬 수 있다.

실제로 SNS 사용과 우울증의 관련성을 조사한 여러 연구가 있으며, 대체로 두 요인 사이에 분명한 상관관계가 보고되었다.[1,2] 그중 일부 연구에서는 SNS 사용 시간이 많을수록 우울증 위험이 증가한다고 밝혔다.[3] 적당히 즐긴다면 문제가 없지만, 과도한 사용이나 부정적인 경험은 우울증으로 이어질 수 있다는 의미다.

그리고 **우울증 역시 치매의 위험 요인으로 알려져 있다.** 우울증은 전 세계 성인의 약 5%가 겪는 매우 흔한 질환[4]이기 때문에 결코 가벼이 넘길 수 없다.

여러 연구에 따르면, 우울증을 겪은 사람은 그렇지 않은 사람보다 치매 발병 위험이 크게 높아진다. 한 대규모 연구에서는 **우울증 환자의 치매 위험이 약 2배에 이른다고 밝혔다.**[5]

또 덴마크에서 진행된 대규모 연구에서는 우울증 진단을 받은 약 25만 명(중앙값 50.8세)과 우울증이 없는 약 119만 명을 비교했는데, 우울증 환자의 치매 위험이 약 2.41배 높다는 사실이 밝혀졌다.[6] 더구나 **이 위험 증가는 우울증 진단 후 20년이 지나서도 계속 이어졌다.**

이처럼 우울증은 치매 위험을 크게 높이는 무시할 수 없는 요인이다. 정확한 기전은 아직 완전히 밝혀지지 않았지만, 여러 가설이 제시되고 있으며 이후 연구가 계속되고 있다.

우울증이 치매 위험을 높일 수 있는 이유

❶ 자기 관리와 사회적 교류의 감소

우울증이 생기면 건강한 생활 습관을 유지하기가 어려워진다. 식사가 불규칙해지거나 운동을 하지 않게 되는 경우가 많고, 친구나 가족과의 만남을 피하기 때문에 사회적으로 고립감을 느끼기 쉽다. 이런 변화들은 뇌 건강에 부정적인 영향을 줄 가능성이 있다.

❷ 호르몬의 영향

우울증은 스트레스 호르몬인 코르티솔 분비를 증가시키기도 한다. 코르티솔이 과도하게 분비되면 기억과 학습에 중요한 역할을 하는 뇌의 해마가 위축될 가능성이 있다.[7]

❸ 뇌 내 염증 반응

우울증과 관련된 스트레스는 뇌 속 염증 반응을 유발하는 것으로도 알려져 있다. 만성적인 염증은 신경세포를 손상시켜 인지 기능 저하로 이어질 수 있으며, 이는 앞서 여러 차례 설명한 메커니즘과도 일치한다.[7]

✳ 지금 우울증이어도, 치료하면 치매 예방이 된다!

하지만 본인이나 가족이 이미 우울증을 앓고 있다고 해서 낙심할 필요는 없다. 우울증 치료는 미래의 치매 위험을 낮추는 데 도움이 될 수 있다.

영국에서 진행된 대규모 연구에서는 50~70세의 우울증 환자 약 4만 7000명을 12년 동안 추적했다. 이 연구에 따르면, **우울증이 있어도 치료를 받은 사람은 치료를 받지 않은 사람에 비해 치매 위험이 더 낮았다.**[8]

구체적으로 보면, **약물치료를 받은 사람은 치매 위험이 약 23% 감소했다.** 이는 약물로 뇌의 화학적 균형이 맞추어지면서 뇌 건강이 유지되었을 것으로 보고 있다. 또, **심리치료를 받은 사람은 위험이 약 26% 감소했다.** 상담이나 치료를 통해 스트레스·불안을 완화해 뇌에 가해지는 부정적 영향이 줄어든 것으로 보고 있다. 더 나아가 **약물치료와 심리치료를 모두 받은 사람은 위험이 약 38%나 감소했다.**

이런 결과는 **우울증 치료가 치매 위험을 낮추는 '예방약' 같은 역할을 할 수 있음을 시사한다.** 집에서 불이 나도 작은 불씨 단계에서 불을 끄면 집을 지킬 수 있는 것처럼, 우울증도 조기에 적절한 치료를 받으면 미래의 뇌 건강을 충분히 지킬 수 있다.

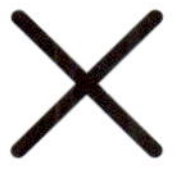

성인이 된 후 공부하지 않는다

당신은 자유 시간에 공부하는 습관이 있는가? 이렇게 물었을 때, 자신 있게 '네'라고 답할 수 있는 사람은 많지 않을 것이다.

실제로 일본의 사회인(직장인)들은 공부하는 습관이 부족하다는 보고가 있다. 예를 들어, 2021년 총무성이 실시한 '사회생활기본조사'[1]에 따르면, 직장을 제외한 환경에서 자기계발을 '지난 1년 동안 전혀 하지 않았다'고 답한 사람이 절반을 넘었다. 즉, 과반수가 지난 1년 동안 자기계발을 위한 공부를 전혀 하지 않았다는 의미다.

또한 하루 평균 공부 시간이 고작 13분이라는 보고도 있다. 물론 어디까지나 평균값이지만, 이 정도면 '공부한다'고 말하기는 어렵다.

솔직히 말해 나는 이런 현실에 크게 공감하지 못한다. 공부만큼 재미있는 일이 없다고 느끼는 편이라 틈만 나면 책을 읽고 공부하는 사람이기 때문이다. 그렇지만 사람들이 왜 공부하지 않는지는 충분히 이해할 수 있다. 인생은 바쁘다. 일, 집안일, 육아, 친구와의 약속, 동료들과의 회식, 이메일 답장, 심지어 유튜브에서 좋아하는 코미디 영상을 보는 시간까지… 하루는 공부할 틈도 없이 순식간에 지나가 버린다.

그러나 이렇게 일상에 시간을 빼앗겨 공부할 시간이 없는 상태는 '이중 타격'이 될 수 있다. 당장의 실력 향상이 어려울 뿐 아니라, 미래의 자신에 대한 걱정까지 더해야 할 수도 있기 때문이다. 왜냐하면 어린 시절의 교육은 물론 성인이 된 이후의 학습까지, 평생에 걸친 지적 활동이 치매 위험과 밀접하게 연관된 것으로 알려져 있기 때문이다.

✻ 학교에 다닌 햇수보다
'얼마나 제대로 공부했는지'가 중요하다

먼저 어린 시절의 교육부터 살펴보자. 자녀나 손주가 있는 사람이라면 그 아이들에게도 해당하는 이야기라고 생각하며 읽으면 좋겠다. 실제로 치매 위험은 어린 시절부터 이미 방향이 정해지기 시작한다고 알려져 있다.

이때 중요한 것은 단순히 '대학을 나왔는가'처럼 학교에 다닌 햇수만의 문제가 아니다. 어떤 교육을 받았는지, 그리고 실제로 얼마나 학습했는지가 큰 영향을 미친다.[2,3] 즉, 학교에 다니는 것만으로는 충분하지 않고, 그 안에서 얼마나 충실하게 공부했는지가 중요하다는 뜻이다. **젊을 때 기초적인 학습을 충분히 쌓아두면 뇌의 '인지 예비력'을 높일 수 있다.**

'인지 예비력'은 뇌가 가진 정보 처리와 문제 해결 능력의 '저장고' 같은 것이다. 어릴 때부터 학습과 지적 활동을 통해 이 저장고를 크게 만들어두면, 나이가 들어 그 능력을 꺼내 써야 하는 상황이 와도 뇌 기능을 유지하기가 더 쉽다.

반대로 어린 시절에 공부를 소홀히 하면 이 인지 예비력이
충분히 자라지 못한다. 저장고가 작을수록 쇠퇴 속도는 빨라
지고, 결국 미래에 치매에 걸릴 위험이 높아질 수 있다.

✳ 교육은 뇌의 회복 기능을 촉진할 수 있다

그 근거로, 교육을 통해 뇌의 신경세포 회복 등에 관여하는
단백질 농도가 올라가 뇌의 회복 능력을 촉진할 수 있다는
보고가 있다.[4] 또, 교육을 받으면 뇌 네트워크의 효율이 높아
져, 노화로 인한 변화가 줄어들 수 있다는 지적도 있다.[5,6]
즉, 교육을 받는다는 것은 더욱 원활하고 장애에 강한 인터
넷 환경을 구축하는 것과 같다고 말할 수 있다.
더 나아가, 교육 수준이 높아지면 수입이 많은 직업에 종사할
가능성이 커진다. 그러면 경제적 여유가 생기고, 주거 환경이
나 이용 가능한 의료 서비스의 선택 폭도 넓어진다. 이런 여
유는 건강에 대한 관심을 높이고, 더 건강한 생활습관을 갖
도록 도와줄 수 있다.

이 모든 요소가 장래의 치매 위험을 낮추는 데 기여할 수 있는 것이다. **결국 어떤 수준의 양질의 교육을 받았는지, 얼마나 깊이 학습했는지, 즉 교육의 질과 성취도에 따라 치매 위험이 달라지는 것으로 보인다.**

✳ 성인이 된 후의 지적 활동도 중요하다

또 성인이 된 뒤의 지적 활동 역시 치매 위험에 큰 영향을 준다. 직업이나 일상에서 지속적으로 머리를 쓰는 '인지적 자극'을 많이 받는 사람일수록 치매 위험이 낮다는 사실이 알려져 있다.

13년 이상에 걸쳐 10만 명 이상을 추적한 대규모 연구에서도, 직장에서 높은 인지적 자극을 받는 사람들은 그렇지 않은 사람보다 치매 위험이 21% 낮다는 결과가 보고되었다.[4] 이는 꾸준히 뇌를 사용하는 것이 뇌 건강 유지에 중요하다는 것을 보여준다.

연구에서는 대학 강사의 강의 준비, 과학자의 연구, 기술자의 소프트웨어 개발처럼 창조적이고 복잡한 업무를 '인지적 자극이 높은 일'로 분류했다. 반면 계산대 업무나 안내·접수 업무처럼 익숙해지면 루틴으로 처리할 수 있는 일은 '인지적 자극이 낮은 일'로 평가되었다(물론 직업의 중요성과는 별개의 문제다).

여러분의 일은 어느 정도가 루틴으로 해결되고, 또 어느 정도가 능동적이고 상상력이 필요한 일일까? 그 비율에 따라 연구 결과가 적용되는 방식도 달라질 수 있다.

특히 주목할 점은, **어린 시절 교육 수준이 낮았더라도 성인이 된 뒤 직장에서 높은 인지적 자극을 받으면 치매 위험이 낮게 나타났다**는 부분이다. 이는 어린 시절 교육이 충분하지 않았어도, 성인이 되어 지적 활동을 꾸준히 이어가면 치매 위험을 낮출 가능성이 있다는 뜻이다.

반대로, **성인이 된 후 공부를 멈추거나 지적 활동에 참여하지 않으면 뇌가 받는 자극이 줄어든다.** 뇌는 사용하지 않으면 기능이 저하되는 기관이기 때문에, 일상에서 머리를 쓰는 기회가 줄어들면 인지 기능도 점차 쇠퇴한다. 이는 근육을 사용하지 않으면 근력이 약해지는 것과 비슷하다.

그래서 성인이 된 뒤에도 새로운 것을 배우고, 취미나 다양한 활동을 통해 뇌를 계속 자극하는 것이 중요하다.

✳ 두뇌 훈련이나 퍼즐만으로는 치매를 막을 수 없다

여기서 중요한 것은 '지적 자극'의 질과 양이다. 예를 들어, 단기간의 비디오 게임 기반 인지 훈련, 이른바 두뇌 훈련이나 퍼즐 등은 단기적으로는 약간의 긍정적인 효과가 있을 수도 있지만, 그 효과는 매우 제한적이며 장기적인 효과는 충분히 입증되지 않았다.[7] 이는 사용 시간이나 지속성의 문제일 수도 있다. **간단한 두뇌 훈련을 잠깐 해본다고 치매를 막을 수 있는 것은 아니다.** 마치 마법처럼 보이게 광고를 했을지 모르지만 현실은 그렇지 않다.

반면, 업무에서 받는 지적 자극은 장기간 이어지기 때문에 더 효과적이라고 여겨진다. 또한 일 외의 시간에도 일상생활

속에서 신문이나 책을 꾸준히 읽는 등의 지적 활동을 하는 것 자체가 중요하다.[8,9]

한편 과도한 SNS 이용은 지적 활동과 정반대의 영향을 줄 가능성이 있다. 보기에는 뇌에 자극이 되는 것처럼 보여도, 실제로는 우울이나 불안으로 이어지거나,[10] 수면의 질을 떨어뜨리는 등[11] 결과적으로 뇌 건강에 부정적 영향을 줄 수 있기 때문이다.

이처럼 어린 시절 공부를 소홀히 하거나, 성인이 된 뒤 지적 활동을 멈추는 것이 치매 위험으로 이어지는 과정은 다음처럼 정리할 수 있다.

치매와 지적 활동의 관계

❶ 어린 시절의 교육은 인지 예비력을 높여, 미래 뇌 건강을 떠받치는 기초를 만든다.

❷ 성인이 된 후의 지적 활동은 인지 기능을 유지·향상시키고 뇌 건강을 지킨다.

❸ 꾸준한 지적 활동은 사회경제적 상황을 강화해 간접적으로 치매 위험을 낮추는 데 도움이 될 수 있다.

❹ 반대로 지적 활동이 부족하거나 SNS를 과도하게 사용하면 치매 위험이 높아질 수 있다.

이처럼 어린 시절부터 시작된 교육과, 성인이 된 뒤에도 계속 이어지는 지적 활동이 치매 위험을 낮추는 길이다. 설령 어느 시기에 공부를 소홀히 해서 '인지적 부채'를 안고 있다 하더라도, 이후의 노력으로 그 부채를 갚고 다시 '저축'을 늘릴 수 있다.

반대로 지적 활동이 적고 공부하는 습관이 없다면 그만큼 한 걸음씩 치매에 더 가까워지고 있다고 볼 수 있다.

치매에 걸리는 사람의 생활 습관

- 환기를 소홀히 한다

- 집에서 계속 앉아 있는다

- 혼자 산다

- TV나 음악 소리를 크게 틀어놓는다

- 매일 맥주를 두 캔 이상 마신다

- 밤늦게 기름진 음식을 먹는다

- 담배를 피운다

- 눈이 나빠져도 그냥 둔다

- 짜게 먹는다

- 단 음료를 즐겨 마신다

- 머리를 보호하려는 의식이 없다

- SNS에 빠져 있다

- 성인이 된 후 공부하지 않는다

제 2 장

사실은 치매 예방에 효과가 없는 것들

'이것으로 치매를 막을 수 있다'라고 홍보하는 건강식품이나 영양제는 정말 효과가 있을까? 2장에서는 많은 사람이 믿고 있는 '예방법'의 함정을 과학적 근거와 함께 파헤친다. 아몬드나 비타민 영양제, 뇌 트레이닝, 고가의 검사나 비급여 진료—이런 것들이 실제로 치매를 막을 수 있을까? 교묘한 근거 바꿔치기와 과대광고에 현혹되지 않기 위해서는 올바른 정보를 가려내는 안목이 필요하다. 정말 효과가 있는 대책만이 우리 미래를 지키는 방패가 될 것이다.

근거를 바꿔치기하는 건강식품

'치매를 예방하려면 무엇을 해야 할까요?'라고 물으면 많은 사람이 건강 기능 식품, 영양제, 두뇌 훈련 같은 것들을 떠올릴 것이다. 혹시 당신도 방금 그런 것들이 생각났다면, 잠시 관점을 바꿀 필요가 있다. 왜 그럴까? 여기서는 먼저 이른바 '건강식품'에 대한 문제를 살펴보겠다.

✱ 치매 예방 효과를 주장하는 아몬드

건강식품 중에는 뇌를 보호하고 치매 예방에 도움이 된다며 홍보되는 제품이 적지 않다.

예를 들어, 어떤 웹사이트에서는 아몬드가 치매 예방에 효과가 있는 식품이라고 소개되어 있었다. 그 근거로 아몬드에 비타민 E가 풍부하다는 점, 그리고 비타민 E가 치매 예방에 도움이 된다고 알려져 있다는 점이 제시되었다. 여기에 더해 아몬드를 포함한 견과류가 'WHO가 권장하는 지중해 식단'에 자주 쓰인다는 설명도 덧붙여져 있었다.

여기까지만 보면 과학적 근거도 있어 보이고 'WHO가 권고한다니까 믿을 만하겠지'라고 생각할 수도 있다.

물론 이 설명들은 모두 맞거나 완전히 틀렸다고는 할 수 없다. 하지만 '그러므로 아몬드는 치매 예방에 효과적이다'라고 정말 말해도 괜찮을까? 이 주장을 좀 더 세밀하게 들여다보자.

우선 아몬드가 정말 치매 예방에 효과가 있는지 확인하려면, 아몬드를 먹는 사람과 먹지 않는 사람을 비교해 전자가 후자보다 치매 발병이 적은지를 살펴보는 연구가 필요하다.

하지만 실제로 이런 연구를 하는 것은 여러 면에서 어렵다. 게다가 연구 목적이라고 해도 '사람들에게 매일 아몬드를 강제로 먹이는 것이 윤리적으로 적절한가'라는 문제가 있다. 참여자가 '치매에 좋다고 알려진 음식'을 먹는다는 사실을 알고 있기 때문에, 그 기대감이 결과에 영향을 줄 가능성도 있다. 무엇보다 치매는 발병까지 오랜 시간이 걸리기 때문에, 식품의 영향을 확인하려면 연구를 수년 이상 지속해야 한다. 이처럼 식품의 치매 예방 효과를 과학적으로 평가하는 과정에는 여러 장벽이 존재하며, 결코 간단하거나 즉각적인 결론을 내릴 수 있는 문제가 아니다.

✳ '치매 예방에 효과적'이라는 광고를 곧이곧대로 믿어서는 안 된다

그래서 광고는 특정 식품에 들어 있는 어떤 '성분'이 치매 예방에 효과가 있다고 강조하며 우리에게 다가온다. 아몬드의 경우에는 비타민 E가 그런 역할을 맡는다. 하지만 여기서 의문이 생긴다. 비타민 E가 정말 효과가 있다 해도, 누구에게 효과가 있는지, 부족한 사람에게만 효과가 있는지, 충분한 사람에게도 도움이 되는지, 어느 정도 섭취해야 효과가 나타나는지, 얼마나 자주 먹어야 하는지조차 확립되어 있지 않다.

약에는 정해진 용량과 용법이 있듯, 식품 성분도 안전하고 효

과적인 기준이 필요하다. 그런데 이 부분이 명확하지 않다면

실용성 있는 정보라고 보기 어렵다.

게다가 비타민 E가 치매 예방에 확실히 도움이 된다는 근거

도 아직 정립되지 않았다. **알츠하이머병 환자의 인지 기능 저**

하를 늦출 가능성을 시사한 연구[1]**가 있긴 하지만, 이런 내용이**

확대되거나 왜곡되어 인용되는 경우가 적지 않다. 반대로 비타

민 E를 과도하게 섭취할 경우 사망률 증가와 연관된 위험을

시사한 연구[2]도 있다.

그렇다면 왜 WHO가 견과류를 권장한다는 내용이 등장할

까? 이는 WHO가 어디까지나 지중해식 식단 전체를 권장하

는 것이지, 특정 식품 하나를 치매 예방 식품으로 지정한 것

이 아니기 때문이다.

이처럼 '치매에 효과적'이라는 광고는 논점을 교묘하게 바꾸

거나, 부분적인 정보를 과장해 마치 효과가 과학적으로 입

증된 것처럼 보이게 한다. 따라서 **특정 식품을 두고 '치매에 좋**

다', '치매 예방에 효과적이다'라는 문구가 있다면, 잠시 멈추어 '정말 그런가?'하고 스스로 점검할 필요가 있다.

✳ 한 가지 식품에 집착하는 것은 위험

"아니, 아몬드를 먹는다고 해가 되는 건 아니잖아. 그냥 좋은 마음으로 먹으면 되지"라고 생각할 수도 있다. 물론, 아몬드를 간식으로 즐기는 것은 전혀 문제가 없다. 심지어 '치매 예방에 좋을지도 모른다'고 기대하는 것 자체도 나쁜 일은 아니다.

그러나 주의해야 할 점이 있다. 예를 들어, 치매 예방에 좋다고 종종 언급되는 레드와인에는 폴리페놀이 풍부하다. 가볍게 즐기는 정도라면 괜찮지만, '치매에 좋다'는 이유로 하루 두 잔, 석 잔씩 마시기 시작하면 오히려 알코올 섭취로 인한 위험이 더 커진다.

또 아몬드처럼 평소 조금 많이 먹는다고 크게 문제가 없는 식품이라도, **특정 식품에 지나치게 집착하면 다른 음식을 먹을 기회가 줄어 영양 균형이 무너진다.** 그 결과 필수 영양소나 비타민을 충분히 섭취하지 못해 오히려 건강을 해칠 수 있다.

실제로 이런 사례도 있었다. 고령의 어머니를 돌보던 한 딸은 어머니의 치매를 걱정한 나머지 진지하게 공부를 시작했고, 식단을 전부 녹황색 채소 중심에 올리브오일을 사용한 요리로 바꾸고 어머니가 좋아하던 고기류는 완전히 끊어버렸다고 한다.

그런데 얼마 지나지 않아 어머니는 음식을 잘 먹지 않았고, 체중도 빠지기 시작해 상담을 요청하게 되었다. 치매가 오지 않았으면 해서 채소 중심으로 드시길 바랐지만 정작 많이 먹지 않는다는 것이었다. 딸이 찾아본 정보는 모두 의사나 영양사가 감수한 기사나 책이었고, 그것을 믿고 실천하기에 충분한 내용이었다.

차분히 생각해보면 문제의 원인을 쉽게 알 수 있다. **'치매를 예방해야 한다'는 생각에 너무 몰두하다 보니 먹는 즐거움이 사라져 체중이 빠지고 건강을 해치는 상황이 된 것이다.** 목적과 수단이 뒤바뀐, 전형적인 본말전도된 상황이라고 볼 수 있다.

✳ 영양을 제대로 섭취하는 것이 가장 중요하다

물론 딸이 어머니를 생각하는 마음은 충분히 이해할 수 있다. 실제로 소고기나 돼지고기 같은 붉은 고기나 소시지, 햄과 같은 가공육은 치매 위험을 높일 수 있다는 연구[3]도 있는 식품이다. 과학적으로 보아도 전혀 엉뚱한 정보나 행동이라고 할 수는 없다.

그러나 문제는 균형이다. 육류를 완전히 배제하면 고기 섭취로 인한 치매 위험은 줄어들지 모르지만, 그보다 더 큰 위험―총 단백질 섭취량 감소, 전체 영양 섭취 부족, 체중 감소―이 나타날 수 있다. 근육량이 줄면 낙상 위험이 커지고, 무엇보다 좋아하던 음식을 먹지 못하는 데서 오는 심리적 스트레스도 무시할 수 없다. 이런 점을 고려하면, 오히려 좋아하는 만큼 고기를 즐기는 편이 건강과 치매 예방 측면에서 더 이득이다.

즉, 겉보기에는 무해한 식품이라도 그것만 과도하게 섭취하면 문제가 생긴다. 특정 식품을 지나치게 많이 먹어 생길 수 있는 위험, 그 식품 때문에 다른 영양소 섭취가 줄어드는 위험, 먹는 즐거움이 사라지는 위험까지 고려해야 한다.

또, 이런 건강식품은 '치매에 효과가 있다'는 문구를 앞세워 실제 가치에 비해 지나치게 비싼 가격으로 판매되기도 한다. 과학적으로 충분히 검증되지 않은 효과와 높은 비용을 비교해 보면, 무엇을 선택해야 할지는 자연스럽게 보일 것이다.

영양제, 정말 효과가 있을까?

TV나 인터넷에서는 건강식품 못지않게, 아니 그 이상으로 다양한 영양제 광고가 쏟아지고 있다. "○○ 영양제로 치매 예방!" 같은 문구를 온라인에서 접하는 것도 흔한 일이다.

치매는 누구에게나 중요한 관심사이기 때문에 주변 가족이나 친구 중에도 이런 영양제를 사먹는 사람을 쉽게 볼 수 있다. 하지만 그 영양제, 정말 효과가 있을까? 최신 연구를 근거로 치매 예방과 관련된 영양제의 현황과 과제를 조금 더 자세히 알아보자.

✳ 오메가-3 지방산

치매 예방에 좋다고 알려진 대표적인 것 중 하나가 바로 생선 기름이다. 생선에 풍부한 오메가-3 지방산은 뇌 건강에 좋다고 알려져 있고, '생선을 먹으면 머리가 좋아진다'라는 말을 들어본 적도 있을 것이다. 실제로 치매 예방과 관련해 오메가-3의 역할을 탐구하는 연구도 꾸준히 이어지고 있다. 예를 들어, 프랑스에서 평균 연령 74세인 1279명을 17년간 추적 조사한 연구가 있다. 이 연구에서는 혈액 속 오메가-3 지방산 농도가 높은 사람일수록 치매 위험이 낮고, 기억 형성에 중요한 안쪽 측두엽의 위축이 적은 것으로 나타났다.[1] 즉, 오메가-3가 뇌 노화를 늦출 수 있음을 시사하는 의미 있는 결과다.

여기까지 들으면 "그럼 내일부터 오메가-3를 꼭 챙겨 먹어야겠다!"라는 생각이 들 법하다. 하지만 실제로 이런 결론을 내리기에는 아직 이르다. 다음과 같은 가능성을 충분히 상상할 수 있기 때문이다.

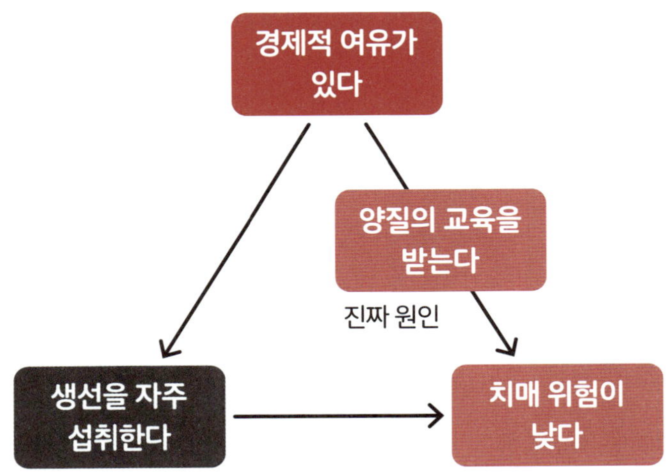

연구 결과로부터 추정된 원인
이 경우 아무리 생선 섭취량을 늘려도 치매 위험은 감소하지 않는다

오메가-3 지방산 농도가 높았던 사람들은 평소 생선을 자주 먹을 수 있을 만큼 경제적으로 여유가 있었고, 학력이 높았으며, 두뇌 활동이 많은 생활을 하고 있었다. 치매 위험을 낮춘 것은 사실 이 높은 학력이나 활발한 두뇌 활동이었고, 혈중 오메가-3 농도는 그저 '그 사람의 생활양식을 반영한 결과'였을 수도 있다.

이런 상황에서도 '오메가-3 농도가 높을수록 치매가 적다'는 '상관관계'가 나타날 수 있다. 그래서 실제 생선이나 오메가-3 영양제를 아무리 많이 먹어도 치매를 예방하지 못할 수도 있다. 상관관계(A와 B가 동시에 일어나는 관계)가 반드시 인과관계(A 때문에 B가 일어난다)를 의미하진 않기 때문이다.

✱ 프로바이오틱스

비슷한 기대를 모으는 영양제로 프로바이오틱스가 있다. 프로바이오틱스란 인간의 장내에 존재하며 건강에 유익한 작용을 할 가능성이 있는 장내세균을 통칭한다. 실제로 장은 '제2의 뇌'라고 불릴 만큼 뇌와 밀접하게 연관되어 있다고 한다. 최근 연구에서는 **장내세균의 균형이 뇌의 염증이나 세포 사멸에 관여해 치매 위험을 낮출 가능성**이 지적되고 있다.[2] 이런 시험관 실험이나 동물 실험 수준의 근거를 바탕으로 프로바이오틱스가 치매 예방에 효과적이라고 광고하는 경우가 적지 않다.

하지만 실제로 **인간을 대상으로 프로바이오틱스가 치매 예방에**

효과가 있다고 입증한 연구는 아직 없다. 설령 효과가 있다고 해도, 구체적으로 어떤 장내세균이 도움이 되는지, 그것을 영양제로 보충할 수 있는지, 가능하다면 어느 정도의 양을 섭취해야 하는지 등 중요한 요소들이 전혀 규명되지 않았다.

물론 가설을 믿고 요거트 같은 발효식품을 먹는 것이 나쁜 것은 아니다. 하지만 치매 예방이라고 하며 비싸게 팔리는 영양제가 그 값어치를 하는지는 알 수 없고, 결국 비싼 돈만 버릴 수 있다는 점을 알아둘 필요가 있다.

✳ 은행잎 추출물

허브의 일종인 은행잎 역시 치매 예방 분야에서 자주 광고되는 영양제다. 은행잎에서 추출한 성분은 '은행잎 추출물'이라는 이름으로 다양한 용도로 영양제에 사용된다.

오랜 기간 중국 전통 의학에서 사용되었으며, 혈류를 개선하고 항산화 작용이 있다고 여겨진다. 또한 기억력과 집중력을 높이는 효과가 있다고 선전되기도 한다. 그 근거는 일부 연구

에서 경도인지장애나 알츠하이머형 치매의 증상을 일시적으로 개선할 가능성이 시사되었기 때문이다.[3]

하지만 은행잎 추출물에 대해서는 본격적인 임상시험이 반복적으로 진행되었고, 예를 들어, 3000명 이상의 고령자를 대상으로 한 실험에서는 **은행잎 추출물을 장기간 섭취해도 치매 발병 위험에 유의미한 차이가 없다는 결과가 나왔다.**[4] 이는 은행잎 추출물의 효과를 완전히 부정하는 것은 아니지만, 이런 결과를 바탕으로 치매 예방의 맥락에서는 효과가 거의 없을 가능성이 크다.

또한 적절한 용량에서의 은행잎 추출물 섭취는 안전하다고 하지만, 부작용이 전혀 없는 것은 아니다. 지금까지 **두통, 어지러움, 위장 장애, 알레르기 반응 등이 보고되었고,**[5] **출혈 위험을 높일 가능성도 지적되고 있다.** 따라서 혈액 응고를 억제하는 약(항응고제)을 복용하는 사람이나 수술을 앞둔 사람은 주의가 필요하다.[6]

이처럼 현재의 근거를 보면, 은행잎 추출물 영양제가 치매 예방이나 개선에 효과 있다고 말하기 어렵고, 위험이 전혀 없는 영양제도 아니다. 그런 영양제에 돈을 쓰는 것보다는 다른 데에 돈을 쓰는 편이 더 유용하지 않을까 한다.

✳ 플라보노이드

블루베리나 딸기 같은 베리류에는 플라보노이드라는 항산화 물질이 풍부하다. 일부 연구에서는 이런 베리류의 섭취가 인지 기능 저하를 늦출 가능성이 시사되었다.[7]

그러나 실제로 **베리류에 들어 있는 플라보노이드인 안토시아닌을 영양제로 24주 동안 섭취한 시험에서는 인지 기능에 대한 효과가 확인되지 않았다.**[8] 오메가-3와 마찬가지로 여기에서도 상관관계와 인과관계의 벽이 존재하는 것일지도 모른다. 또는 특정한 유효 성분만을 추출한 영양제가 아니라, 다양한 영양소가 함께 작용하는 '식품 본연의 종합적인 영향'이 의미를 만드는 것일지도 모른다. 그런 관점에서 본다면, 우선 시도해볼 것은 영양제가 아니라 실제 베리류를 식사에 더 자주 포함시키는 일일 것이다.

✳ 비타민

비타민 E나 비타민 C, 베타카로틴 같은 항산화 비타민, 비타민 B군 등 다양한 비타민 영양제는 이론적인 효과나 관찰 연구에서의 상관관계를 근거로 치매 예방에 효과적이라고들 한다.

하지만 이 비타민들에 대해 제대로 된 임상시험이 충분히 이루어진 경우는 드물고, 이미 시행된 연구에서도 치매 위험을 낮추는 효과가 일관되게 확인되지 않았다. **현재까지의 근거만 보면 비타민 영양제가 고령자의 인지 기능을 향상시키거나 치매 발병을 막는다고 말하기 어렵다.**

그럼에도 치매 예방 효과가 있는 듯한 인상을 주며 판매되는 비타민 영양제는 사실상 과장 광고일 가능성이 크다.

✳ 의사로서 영양제 복용은 권하지 않는다

이런 연구 결과를 종합해보면, 영양제(서플리먼트)가 치매 예방에 도움이 된다고 확실히 말하기는 어렵다. 분명 **일부 효과가 기대되는 영양제도 있지만, 그조차 지금으로서는 확실하지 않다.** 또한 대부분의 영양제가 권장량을 지키면 안전하다고 알려져 있지만, 약물과의 상호작용으로 위험이 있을 수 있고, 장기간 복용할 경우 그 안전성도 명확히 밝혀지지 않은 경우가 많다.

그렇다고 영양제 복용 자체를 개인의 선택으로 부정하고 싶지는 않다. **다만 의사로서 치매 예방 목적의 특정 영양제를 추천하는 일은 없다. 그리고 공신력 있는 기관 역시 그런 권고를 하지 않는다. 참고로 나 자신도 치매 예방을 위해 어떤 영양제도 복용하지 않는다.**

✳ 영양제보다 추천하고 싶은 것

영양제를 구매할지 말지 고민할 때는 돈·시간·에너지라는 자원은 한정되어 있다는 점을 먼저 생각하자. 여유가 있고,

영양제를 챙겨 먹는 행위 자체에서 즐거움을 느낀다면 그것을 선택해도 물론 무방하다.

하지만 영양제에 돈을 쓰고, 더 좋은 제품을 찾아본다고 시간과 에너지를 쓰다 보면, 그만큼 다른 가치 있는 활동에 사용할 자원을 잃게 된다. 그렇다면 자신의 행복에 더 직접적으로 기여하는 곳에 투자하는 편이 낫지 않을까.

또 치매 예방이 목표라면, 과학적으로 근거가 더 확실한 방법을 실천하는 쪽이 훨씬 안전하고 효과가 나타날 가능성도 크다.

영양제는 편리한 예방법처럼 느껴져 자주 선택되지만, **어떤 것을 '더하는' 것보다 먼저 불필요한 것을 '빼는' 것을 생각해보는 것도 도움이 된다. 예를 들면, 필요 없는 약을 계속 복용하고 있지 않은지, 생활 습관에서 오히려 해가 되는 행동을 하고 있지는 않은지를 점검해 보는 것이다.** 나 역시 새로운 것을 더하고 싶어질 때 먼저 '뺄 수 있는 것이 있는지'를 생각하는 습관을 들이려고 하는데, 뜻밖에도 많은 상황에서 이 방법이 더 효과적이라고 느낀다.

두뇌 훈련의 효과는 일시적이다

"의사 감수! 두뇌 훈련으로 치매 예방!"

이 문구는 내가 실제로 어떤 잡지 광고에서 본 것이다. 요즘 TV나 잡지, 인터넷에서는 '두뇌 훈련(뇌트레이닝)'이라는 말을 참 자주 접한다. 왠지 그럴듯해 보이고, 여기에 '의사 감수'라는 말까지 붙어 있으면 더더욱 믿음이 갈지도 모른다. 특히 자신이나 부모가 치매를 걱정할 나이가 되면 "조금이라도 예방된다면 해볼까?", "부모님께 권해 볼까?"라고 생각하는 건 아주 자연스러운 일이다.

하지만 그 '두뇌 훈련', 정말 돈을 들일 만큼 가치가 있을까? 이 점을 실제 연구 데이터를 바탕으로 살펴보자.

여러 연구를 보면, 머리를 쓰는 활동―예를 들면, 기억력 훈련이나 정보를 정리하는 기술을 배우는 일―이 단기적으로는 건강한 고령자의 인지 기능을 약간 향상시키는 것으로 보인다.[1,2] 최소한 **일시적으로는 이런 훈련이 뇌의 작동을 개선하는 효과가 있는 듯하다.**

그러나 **핵심은 그 효과가 오래 지속되는가다.** 오래가지 않는다면 치매 예방에는 아무 의미가 없다. 그래서 더 큰 규모로 장기간 진행된 임상시험 결과를 보면 답이 그리 명확하지 않다는 사실이 드러난다.

✳ 두뇌 훈련의 연구 결과

한 연구에서는 2832명의 고령자를 대상으로 10주 동안 추론 능력, 언어 기억, 처리 속도 중 하나에 특화된 트레이닝 프로그램을 받는 그룹과 아무것도 하지 않는 그룹으로 나누었다. 그리고 프로그램 참여자들은 1년 후와 3년 후에도 추가 트레이닝을 받았다. 이 트레이닝 프로그램에서는 강사가 60~75분 동안 각 능력에 특화된 훈련을 제공했다고 한다.

그 결과, 추론력 훈련을 받은 그룹은 일상생활에서 필요한 복잡한 작업(예를 들면, 쇼핑, 집안일, 금전 관리 등)을 수행하는 능력이 5년 후 시점에서 개선되었다는 보고가 있다.[3] 이것만 보면 유망해 보인다. 그러나 치매 발병률을 보면 아쉽게도 차이가 없었다.[4] **즉, 장기적으로 보면 인지기능이 부분적으로 향상되기는 했지만 그 효과가 치매 자체의 예방으로 이어지진 않은 것이다.**

또 다른 연구에서는 1260명의 고령자를 대상으로 인지 훈련뿐 아니라 식사 개선, 운동, 혈관 위험 인자의 관리까지 함께 시행했다. 그 결과 2년 뒤 확인된 인지 기능 테스트 점수가 아무것도 하지 않은 그룹보다 좋아지긴 했다.[5]

하지만 그 차이는 작았고, 장기적으로 인지 기능 저하를 막는다고까지 말하기에는 부족한 수준이었다. 인지 훈련뿐 아니라 다른 접근법까지 조합했음에도 결과는 다르지 않았다.

이런 연구 결과를 종합해 보면, 특정 인지훈련이 단기적인 효과를 낼 가능성은 분명 있다. 하지만 장기적인 인지기능 향상에는 한계가 있고, 결정적으로 '치매 예방'으로 이어진다고 보기는 어렵다는 결론에 이르게 된다.

✳ 하물며 시판되는 두뇌 훈련은 더더욱 필요 없다

게다가 시중에서 판매되는 많은 '두뇌 훈련 프로그램'은 연구에서 진행된 것처럼 전문 강사가 지도하거나 집중적으로 진행되는 방식이 아니다. 이용자 개인에게 맡겨져 있다. 또한 거기에 투자하는 시간도 연구에서 진행되는 훈련과 비교하면 짧을 수 있다.

그렇다면 효과는 더 작아지거나, 거의 없다고 봐야 할지도 모른다. 실제로 이런 프로그램을 대상으로 한 임상시험 자체도 거의 없고, 광고에서 내세우는 효과를 뒷받침할 확실한 증거 역시 현재까지 존재하지 않는다.

그럼에도 **'의사 감수'라는 달콤한 문구를 붙여 마치 근거가 있는 것처럼 보이게 해 소비자를 유혹한다.** 다시 말해, 확실한 증거가 없으니 '의사 감수'라는 홍보가 필요한 것일 수도 있다. 실제로 효과가 검증된 제품이라면 이런 홍보 문구는 애초에 필요하지 않을 것이다.

✳ 즐기면서 지속할 수 있는 것이 최강

치매 예방에는 꾸준함이 무엇보다 중요한데, '두뇌 훈련' 자체가 본인에게 흥미롭지 않다면 처음부터 지속하는 것조차 고통스러울 수 있다. **돈을 내고 의무감으로 참여할 바에는 스스로 즐겁다고 느낄 수 있는 지적 활동을 일상에 자연스럽게 녹여 넣는 편이 훨씬 오래 지속할 수 있고, 결과적으로 더 효과적이다.** 인생의 시간은 한정되어 있으며 헛된 일에 낭비할 여유는 없다.

예를 들어, 독서, 퍼즐, 악기 연주, 새로운 언어 학습처럼 자신이 흥미를 느끼는 활동을 즐기는 편이 훨씬 유익하다. 또한 친구나 가족과 함께 취미를 즐기며 사회적으로 교류하는 활동은 혼자 하는 두뇌 훈련보다 고립을 예방한다는 측면에서 인지 기능 유지에도 도움이 될 것이다.

반대로, **외롭고 때로는 스트레스까지 주는 두뇌 훈련을 부모에게 억지로 시키는 것은 쓸데없는 간섭이 될 수 있다.** 물론 본인이 좋아한다면 계속하면 된다. 하지만 '쓸데없는 참견'형 두

뇌 훈련에 대해서는 'NO 트레이닝'을 권하고 싶다.

자신이 흥미를 느끼고 무리 없이 지속할 수 있는 활동과 취미를 소중히 여기며 일상에 담아내는 것, 그게 바로 풍요로운 삶을 만들어가는 가장 현실적이고 효과적인 길이 아닐까.

고가의 검사는 돈과 시간의 낭비일 수도

근거 없는 치매 관련 비즈니스는 검사 분야에서도 자주 보인다. 치매는 많은 사람을 불안하고 힘들게 하는 병이기 때문에, 이를 이용한 다양한 비즈니스가 생겨나기 쉽다. 실제로 인터넷을 검색해보면, 자유 진료 클리닉에서 간단히 받을 수 있는 치매 혈액 검사나 고가의 PET 검사를 적극적으로 홍보하는 모습을 어렵지 않게 찾을 수 있다.

이런 검사는 얼핏 조기 발견이나 예방을 위한 유효한 수단처럼 보인다. 특히 의사가 그렇게 설명한다면 더욱 믿고 싶어질 것이다.

그러나 현실적으로 이런 검사는 받을 가치가 별로 없으며, 특히 증상이 없는 사람이 검사를 받으면 오히려 해가 될 가능성도 있다. 왜 그런지 차근히 살펴보자.

✳ PET 검사로 알츠하이머병을 확인하는 방법

알츠하이머형 치매 검사에서는 아밀로이드 베타나 타우 단백질과 같은 이상 단백질이 뇌에 쌓여 있는지를 평가한다.[1,2] 이런 단백질은 증상이 나타나기 훨씬 이전부터 증가하기 시작하고, 증상이 발현될 때에는 뚜렷하게 관찰된다는 특징이 있다.

이상 단백질은 PET 검사나 혈액 검사로 측정할 수 있다. PET 검사가 낯선 사람도 있을 수 있으니 설명하자면, PET은 체내

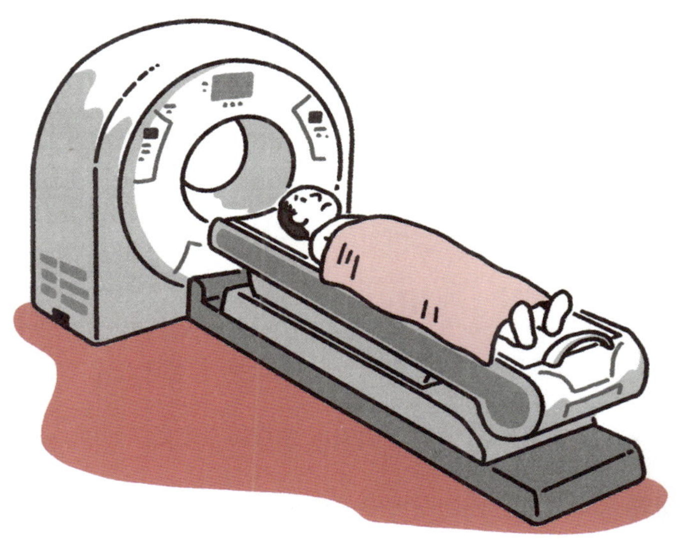

의 생물학적 기능이나 대사 활동 변화를 영상으로 보여주는 검사다. 특정 약제를 주사하면, 그 약제가 특정 단백질이나 조직에 모이도록 설계되어 있고, 특수 카메라로 그 분포를 촬영해 뇌나 장기의 기능을 시각화한다.

예를 들어, 알츠하이머병을 확인하는 PET 검사는 아밀로이드 베타가 있는 곳에 약제가 몰리도록 되어 있다. 이후 촬영하면 아밀로이드 베타가 축적된 부위만 밝게 보이게 되어 이상 단백질의 축적을 직접 확인할 수 있다.

✳ 이상 단백질이 양성이어도
반드시 치매인 것은 아니다

이렇게 보면, 증상이 나타나기 전에 검사를 받으면 조기 발견이 가능할 것처럼 느껴진다. 물론 그런 측면이 아예 없는 건 아니다. 하지만 **이상 단백질이 양성이라는 사실만으로 치매가 발병했거나 앞으로 발병할 것이라는 의미는 아니다.**

나이가 들수록 알츠하이머병 여부와 관계없이 아밀로이드 베타

가 축적된 사람이 늘어난다. 아밀로이드 베타는 뇌에서 생성되고 제거되는 단백질 조각인데, 보통은 과도하게 쌓이지 않도록 조절되는 시스템이 존재한다.

그럼에도 70세 이상에서는 20% 이상, 80세 이상에서는 30% 이상에서 아밀로이드 베타 축적이 관찰된다는 보고가 있다.[3] 그러나 그중 실제로 치매가 발병하는 사람은 소수에 불과하다. 즉, 아밀로이드 베타가 검출되었다고 해서 "미래에 반드시 치매에 걸리는" 것은 아니며, 많은 사람들이 검사에서 치매 위험이 높다고 나타났지만 실제로는 치매가 발병하지 않았다.

예를 들어, 인지 기능이 정상인 60세 남성에게 아밀로이드 베타가 검출된다고 가정하면, 평생 알츠하이머형 치매가 발병할 확률은 약 23%라는 보고도 있다.[4] 이 숫자가 높게 느껴질 수도 있지만, 달리 말하면 **검사에서 양성이 나와도 77%는 평생 치매가 발생하지 않는다는 뜻이다.**

이는 마당에 잡초가 조금 자랐다고 해서 바로 마당 전체가 엉망이 되는 것은 아닌 것과 비슷하다. 잡초는 해마다 조금씩 늘어날 수 있지만, 적절히 관리하면 큰 문제가 되지 않는다. **아밀로이드 베타 축적도 노화에 따른 변화 중 하나일 뿐이며, 그것 자체가 반드시 심각한 문제를 일으키는 것은 아니다.**

✱ 검사 결과가 마음에 미치는 영향

"혈액 검사 정도라면 부담도 적고 한 번쯤 받아도 괜찮지 않을까?"라고 생각할 수도 있다. 실제로 혈액 검사는 부담이 거의 없고 시간도 오래 걸리지 않는다. 하지만 혈액 검사에서 양성 판정이 나오는 상황을 떠올려 보자. 증상이 전혀 없는데도 '알츠하이머병 위험이 크다'는 통보를 받는 것이다. **많은 사람이 막연한 불안을 안고 검사를 받기 때문에, 이런 결과는 그 불안을 순식간에 크게 증폭시킬 수밖에 없다.**

아밀로이드 베타가 없는 사람보다 더 위험한 것은 사실이지만, 그렇다고 해서 **실제로 미래에 알츠하이머병에 걸릴지 아닐지를 알려주는 것은 아니다.** 아밀로이드 베타가 양성이어도 타우 단백질이 뇌에 없으면 이후 알츠하이머병 발병 위험은 약간 커지는 정도에 그쳤다는 연구 결과도 있다.[5] 또한 p-타우 검사를 함께 시행하면 진단 정확도는 올라가지만, 인지 기능이 정상인 사람에게 적용할 때는 같은 문제를 안고 있다. 즉, 단 하나의 검사 결과만으로 미래의 위험을 정확히 예측할 수는 없다. 그런데도 이런 결과는 이후의 불안을 불필요하게 키우는 데 충분하다.

또 검사 결과를 과신하면, 반대로 음성이 나왔을 때 '나는 알츠하이머병에 걸리지 않겠구나' 하고 믿으면서 그 사이에 진행되는 다른 문제를 놓칠 수도 있다. **아밀로이드 베타가 음성이어도 다른 종류의 치매나 신경 질환에 걸릴 위험은 여전히 존재한다.**[4] 혈관성 치매나 루이소체 치매는 아밀로이드 베타가 뇌에 전혀 없어도 발병한다. 아밀로이드 베타는 어디까지나 알츠하이머병에 걸릴 가능성을 가늠해볼 수 있는 정보일 뿐이다.

혈액 검사에 의한 진단은 아직 연구 단계에 있으며,[6] 건강보험도 적용되지 않는다(2025년 5월 기준). PET 검사는 일부 의료 기관에서 활용되고 있지만, **고정밀 장비와 전문 지식이 필요하**

고 자유 진료인 경우 많은 비용을 부담해야 한다. 결국 이런 검사를 받으면 정신적 부담뿐 아니라 돈과 시간의 부담도 함께 커진다는 뜻이다.

✳ 의료 행위는 가전제품이 아니다

요즘에는 스마트폰 앱 등으로 치매 여부를 스스로 확인하려는 사람들도 있고, 실제로 그런 앱을 손쉽게 구할 수 있다. 하지만 이런 앱 역시 아직 신뢰성이 충분히 검증되지 않았다.[7] 향후 기술이 발전할 가능성은 있지만, 다양한 사람에게 안정적으로 적용할 수 있을지는 여전히 의문이다. 신뢰성이 확립되지 않은 상태에서 판매되고 있다면, 그 배경에 어떻게든 돈을 벌려는 기업이 있을 가능성을 의심해볼 필요도 있다.

의료 행위를 판단할 때는 흔히 나타나는 '가전제품 사고방식'을 버려야 한다. 가전제품은 간편하거나 가격이 비쌀수록 좋은 경우가 많지만, 의료는 그렇지 않다. **편함이나 가격에 흔들리지 않고, 정확한 정보에 기반해 행동해야 한다.**

특히 고가의 검사는 돈과 시간을 낭비하는 수준에 그치지 않고, 불필요한 불안과 오해까지 불러일으킬 수 있다. 호기심으로 간편한 혈액 검사나 고가의 PET 검사를 받으면, 불안만 커지고 불필요한 영양제나 치료법까지 권유받게 될 수 있다.

고가의 비급여 진료에 따르는 위험

지금까지 건강식품, 영양제, 두뇌 훈련 같은 상품에서 치매 예방 비즈니스가 얼마나 근거가 부족한 채 달콤한 말로 홍보되고 판매되는지를 살펴봤다. 물론 치매 예방에 공헌하고자 하는 열정이 담긴 부분도 있겠지만, 치매에 대한 불안을 가진 사람이 늘면서 그 불안을 이용해 비즈니스 기회를 넓히려는 결과이기도 하다.

지금 이 책을 읽고 있는 당신도 그런 비즈니스의 표적이 되고 있을 수 있다. 그리고 이 문제를 더욱 어렵고 복잡하게 만드는 것은, 앞서 소개한 알츠하이머병 PET 검사처럼 이런 흐름이 의료 영역에도 스며들어 있다는 점이다. **치매 예방을 명목으로 고액이 비급여 진료를 제공하는 클리닉이나 시설이 존재한다.**

비급여 진료란 공적 의료보험이 비용을 부담하지 않는, 보험 비적용 의료 서비스를 말한다. 가격과 내용은 의료기관이 마음대로 정할 수 있다. 얼핏 보기에는 최신 의료기술이나 특별한 관리를 받을 수 있을 것처럼 보이지만, **보험 적용을 받지 못하는 이유는 효과나 안전성이 충분히 검증되지 않았고, 보건복지부의 승인을 얻지 못했기 때문이다.**

✳ 특별함을 연출하고 높은 금액으로 제공

치매 예방을 목적으로 한 비급여 진료에는, 예를 들어 고농도 비타민 수액이나 특수 영양제, '첨단'으로 소개되는 뇌 훈련 프로그램 등이 있다. 때로는 'ㅇㅇ법', 'ㅇㅇ메소드' 같은 생소한 이름이 붙고, 서양 의료기관이나 ㅇㅇ박사의 이름이 홍보 문구에 등장한다. 이런 것들은 1회 시술이나 코스로 수만 엔에서 수십만 엔, 장기 프로그램이라면 수백만 엔에 달할 수도 있다.

왜 이렇게까지 비쌀까? **건강보험이 적용되지 않기 때문이다.**

그래서 의료기관이 가격을 자유롭게 정할 수 있다. 또 "최신 연구에 기반", "여기에서만 받을 수 있다" 같은 홍보 문구로 특별한 느낌을 강조해 높은 비용을 정당화하는 것이다.

✳ 효과에 대한 근거는?

그러나 실태는 고가의 비용을 지불해도 그 효과가 과학적으로 입증되지 않은 것이 대부분이다. 광고에서는 거의 예외 없이 '최첨단'이라는 표현을 내세우지만, 실제 의학에서는 과학적 근거에 기반한 최첨단이자 최선의 치료와 관리는 건강보험 범위 안에서 받을 수 있다. 그와 달리, **일부 클리닉에서는 몇몇 연구자의 가설에 근거한, 효과가 아직 확실하지 않은 것들을 '최첨단'이라고 포장해 제공하는 것이다.**

그런 시설에서 판매하는 특수 영양제나 영양 요법은 대개 해외 연구를 근거로 하지만, 그 연구가 아직 쥐 실험 단계에 머물러 있거나, 연구 규모가 지나치게 작거나, 재현성이 부족한 경우가 많다. **웹사이트에 굳이 쥐 실험 결과를 실어 두는 이유는**

겉보기에 그럴듯해 보이기 때문이겠지만, 다른 말로 하면 '인간을 대상으로는 아무것도 증명되지 않았다'는 뜻이기도 하다.

문제는 의료 전문가가 아닌 일반인으로서는 무엇이 신뢰할 만한 근거인지 판단하기 어렵다는 점이다. 쥐 실험도 그럴듯하게 보일 수 있고, 의료기관 홈페이지에 의사 이름까지 적혀 있다면 더욱 믿음이 갈 수밖에 없다.

✳ 불안을 부추기는 광고 문구에 주의

일부 비급여 클리닉에서는 '지금 당장 대비하지 않으면 늦습니다' 같은 불안을 자극하는 멘트를 사용해 고가의 프로그램을 계약하도록 유도하기도 한다. 이는 명백히 문제가 있는 방식이지만, 막상 당사자가 되면 불안 때문에 이성적인 판단을 하기 어려워지기 마련이다.

또 의학 지식이 없는 사람에게는 어려운 전문 용어를 잔뜩 나열해, 마치 효과가 보장된 최신 치료인 듯 설명하는 경우도 있다. 'OO 메소드'처럼 특정 이름을 붙이는 방식이 대표적이

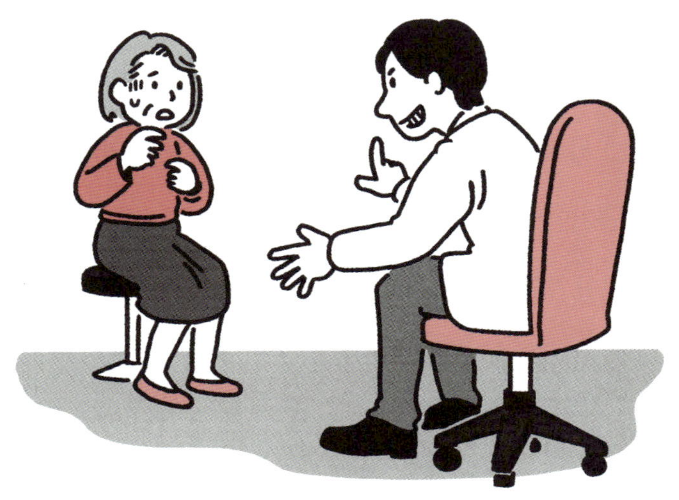

다. 영어로 된 용어가 줄줄이 등장하면 해외에서는 이미 일반화된 최신 기술이고, 국내에는 '아직' 도입되지 않은 것처럼 느껴질 수도 있다.

하지만 나는 실제로 미국에서도 치매 진료를 하고 있지만, **치매 분야의 근거 기반 예방·치료에서 누구의 이름이 붙은 '○○ 메소드' 같은 방법은 존재하지 않는다.** 핵심적인 예방과 치료 전략은 국내나 미국이나 동일하다.

게다가 정말로 그런 획기적이고 효과적인 방법이 존재한다면, 단 한 사람 또는 소수의 의사만 알고 특정 클리닉에서만 제공될 리가 없다. 더 많은 전문가가 모인 대학병원이나 국공립 병원에서 그 방법을 도입하지 않을 이유가 없기 때문이다.

✳ 어떻게 해야 안전하게 대비할 수 있을까?

교묘한 판매 문구에 이끌려 고가의 비급여 진료를 한번 시작하면 그 뒤로 빠져나오기가 쉽지 않을 수 있다. 예방이라는 건 평생 이어지는 과정이기 때문이다. 그래서 처음부터 불필요한 길로 들어서지 않도록, 정보를 올바르게 가려내는 힘이 필요하다.

거듭 말하지만, **건강보험 안에서 이루어지는 표준 진료야말로 과학적 근거에 기반한 최선이자 최신의 진료다.** 물론 치매 이외의 분야에서는 의미 있는 비급여 진료도 있고, 모든 비급여 진료가 잘못되었다는 뜻은 아니다. 다만 특정 의사가 개인적으로 제시하는 '지나치게 자유로운 진료'일 가능성을 염두에 두는 것이 중요하다.

실제의 치매 예방은 단순하고 소박하며, 때로는 지루하게 느껴질 수도 있다. 하지만 건강을 지키기 위한 예방책은 뭔가 거창하다고 해서 좋은 게 아니다. 고령화가 진행되는 지금, 누구나 치매에 관해 불안을 느낄 수 있다. 그러나 효과나 안전성이 충분히 확인되지 않은 예방·치료에 소중한 돈을 쓰기 전에, 믿을 만한 정보를 모으고 냉정하게 판단해야 한다. 그렇게 하기 위해 할 수 있는 일은 다음과 같다.

신뢰할 수 있는 정보 수집 방법

❶ 공적이고 신뢰할 수 있는 정보원으로부터 정보를 얻는다. 기업이나 잘 모르는 클리닉이 아니라, 정부, 보건복지부, 지방자치단체 등의 공적 기관이나 대학 등의 연구 기관이 내는 정보원에서 정보를 얻는다.

❷ "이것만 하면 예방할 수 있다", "이걸로 늙지 않는다"와 같은 단정적 표현에 주의한다.

❸ 불안을 자극하는 정보는 일단 마음을 가라앉히고 진위를 판단한

다. 대신 균형 있게 서술된 정보원을 찾는다.

❹ 하나의 정보만 맹신하지 말고, 복수의 신뢰할 수 있는 정보원에게서 정보를 얻는다.

❺ 고민될 때는 믿을 수 있는 주치의나 보험 진료를 하는 전문가에게 상담한다.

자신과 가족의 건강을 지키기 위해서는, 정확한 지식을 갖고, 낯설고 새로워 보이는 것에 과도하게 기대어 앞서 나가지 않는 냉정함이 필요하다.

사실은 치매 예방에 효과가 없는 것들

- 건강식품

- 영양제

- 두뇌 훈련

- 고가의 검사

- 고가의 비급여 진료

제 3 장

치매에 걸리지 않는 사람의 생활 방식

치매에 걸리지 않는 사람은 어떤 생활을 하고 있을까? 3장에서는 운동 습관, 지적 호기심, 사람과의 연결 등 치매를 멀리하는 라이프스타일을 소개한다. 또한 식사, 수면, 예방접종 등 확정된 것은 아니지만, 과학적 근거가 지금 쌓여가고 있는 '뇌를 지킬 수 있는 행동'에도 주목한다. 치매는 우리가 스스로 그 운명을 크게 바꿀 수 있는 병이다. 뇌에 좋다는 과대광고에 낚여 상품을 사는 것이 아닌, 일상의 작은 노력이 쌓여 미래의 건강한 뇌를 만든다. 그 비결을 함께 찾아보자.

아무리 나이가 들어도 몸을 움직인다

내 환자 중에는 90세, 100세가 되어도 전혀 치매에 걸리지 않는 분들이 많다. 그중에는 100세가 된 지금도 활발히 봉사 활동을 하거나 대학에서 강의를 맡는 분도 있다. 이분들에게 비결을 물어보면, **평생 꾸준히 몸을 움직여 온 것**이 도움이 된 것 같다고 답하는 경우가 적지 않다.

예를 들어, 90세인데도 혼자 걸어서 통원하는 한 환자는 "날씨가 좋은 날에는 빠지지 않고 밖에서 걷는다"고 알려주었다.

✳ 남자만 운동으로 치매를 예방할 수 있을까?

앞서 1장에서 소개했듯이 신체 활동이 거의 없는 생활은 치매와 깊은 관련이 있다. 여기에 더해 운동이 치매 예방에 도움이 될 가능성도 제기되고 있지만, 생각만큼 명확한 근거가 있는 것은 아니다.

예를 들어, 평균 연령 78세의 고령자 945명을 대상으로 한 연구[1]에서는, 참가자를 세 그룹으로 나누어 서로 다른 운동 프로그램을 5년 동안 지속하도록 했다.

1번째는 운동 프로그램 없이 평소 생활을 그대로 계속하는 그룹, 2번째는 주 2회의 중등도 연속 운동(조깅 등)을 하는 그룹, 3번째는 주 2회의 고강도 인터벌 트레이닝(휴식을 끼고 단거리 달리기를 반복하는 등)을 하는 그룹이다.

5년 뒤 전체 결과를 보면, 세 그룹 간 치매나 경도인지장애 발생률에는 큰 차이가 없었다. 그러나 **남성만 따로 보면, 운동을 한 두 그룹에서 경도인지장애 위험이 낮고 인지 기능 점수도 높았다**는 보고가 있다.

반면 **여성에게서는 동일한 효과가 확인되지 않았기 때문에,** 성별에 따라 운동의 효과가 다를 가능성이 있다. 왜 그런 차이가 생겼는지는 해당 연구만으로는 알 수 없지만, 적어도 남성에게서는 주 2회의 운동이 인지 기능에 효과를 미친다는 점은 확인되었다.

다만 여성이나 더 젊은 세대에서 운동이 어떤 효과를 내는지는 아직 분명하지 않다. 운동의 종류나 강도, 지속 기간 등 다양한 요인에 따라 결과가 달라질 수 있으므로, 지금으로서는 개인 상황에 맞추어 접근할 필요가 있다고 할 수 있다.

✱ 운동으로 뇌세포가 새로 태어난다

운동이 인지 기능에 유익한 이유로는 **운동을 통해 혈액 순환이 좋아져 뇌 기능이 개선된다**는 점이 꼽힌다. 이로 인해 뇌의 신경세포가 새로 태어나고 염증이 생기기 어려워지는 것이다.[2] **또한 운동을 꾸준히 하는 사람은 거의 운동하지 않는 사람에 비해 뇌의 용적이 더 큰 경향이 있다.** 뇌 용적이 크다는 것은 뇌 건강이 좋을 수 있다는 가능성을 의미한다.[3]

나 역시 거의 매일 헬스장에서 운동을 빠뜨리지 않는다. 헬스장에 가지 못하는 날은 글이 잘 써지지 않거나 머리가 잘 돌아가지 않는 느낌을 받는다. 이 원고를 무리 없이 쓸 수 있는 것도 매일하는 운동 덕분일지 모른다.

이렇게 운동은 인지 기능 유지나 개선에 도움이 될 가능성이 있지만, 현시점에서는 확실히 효과가 있다고 단정할 수는 없다.

그러나 **운동에는 인지 기능과는 별개의 건강상 이점이 매우 많다**는 것을 강조하고 싶다. 심장 질환과 당뇨병 위험 감소, 근력과 골밀도 유지, 기분 개선 등 그 효과는 셀 수 없을 정도다.[4] 이런 효과들이 간접적으로 인지 기능 유지에 기여할 가능성도 있다.

또한 몸을 움직이는 측면뿐만 아니라 외출함으로써 얻는 사회적 교류의 기회도 중요하다. **운동을 통해 친구들과 만나는 것 역시 인지 기능 유지에 도움이 될 수 있다.**

✳ 좋아해서 계속할 수 있는 운동이 최고다

어떤 운동을 선택할지 고민할 때, 가장 중요한 기준은 얼마나 오래 계속할 수 있느냐다. 아무리 이론적으로 좋아 보이는

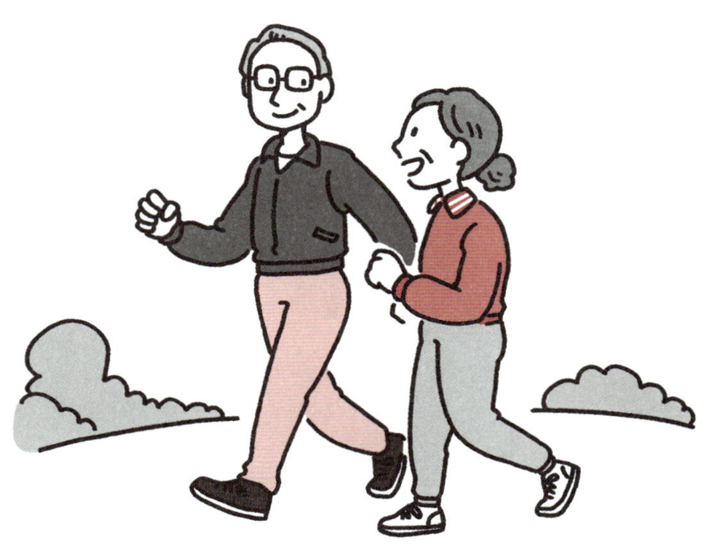

운동이라도 꾸준히 할 수 없다면 효과를 기대하기 어렵다.

반대로 **자신이 즐겁게 꾸준히 할 수 있다면 어떤 운동이든 좋다.**

실제로 특정 운동이 '최강의 치매 예방 운동'이라는 근거는 없다.

그런 광고가 있다면 오히려 의심해봐야 한다.

나도 환자들에게 "어떤 운동을 하면 좋을까요?"라는 질문을 자주 받는데, 그럴 때마다 "어떤 운동을 좋아하세요?", "어떤 운동이라면 계속할 수 있을 것 같나요?"라고 되묻는다. 그 답이 곧 그 사람에게 가장 맞는 운동이기 때문이다.

지금 운동 습관이 없는 사람이라면, 우선 무리가 없는 빈도로 즐길 수 있을 것 같은 운동을 가볍게 시작해보자. 하다 보면 본인에게 맞지 않을 수도 있는데, 그럴 때는 **다른 운동으로 바꾸면 된다.** 중요한 건 일단 시작하는 것이다.

✽ 운동할 때는 반드시 머리를 보호하자

하지만 운동 시 꼭 기억해야 할 점이 있다. 바로 머리를 보호하는 것이다. 1장에서 살펴봤듯, **머리에 가해지는 충격은 치매 위험을 높이므로 반드시 예방해야 한다.**

예를 들어, **자전거를 타는 사람은 헬멧 착용이 필수이고,** 복싱이나 럭비 같은 컨택트 스포츠를 즐긴다면 가능한 범위에서 머리 보호 장비를 갖추어야 한다. **걷기를 즐기는 사람은 미끄럽지 않고 뒤꿈치를 안정적으로 잡아주는 신발을 신는 것이** 좋다. 이런 신발은 넘어지지 않도록 도와준다.

뉴욕의 병원에서 일하다 보면, 7,80대에도 럭비나 미식축구 같은 강한 컨택트 스포츠를 하는 사람을 만나 놀랄 때가 있다. 하지만 안타깝게도 그런 스포츠를 하다가 머리를 부딪쳐 뇌 주변에 출혈이 생긴 사람도 여럿 보아왔다.

오랫동안 즐겨온 운동이라 하더라도, 나이가 들면 자신의 신체 변화를 고려해 운동 강도를 조절해야 할 필요가 있다.

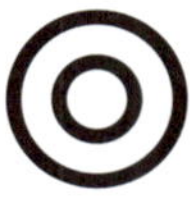

즐겁게 계속 머리를 쓴다

"내일 죽을 것처럼 살고, 영원히 살 것처럼 배워라."

인도 독립의 아버지 마하트마 간디의 말이다. 사실 이 문장은 나의 좌우명이기도 하다. 게으름을 피우고 싶을 때마다 이 말을 떠올리며 마음을 다잡곤 한다.

특히 이 말의 후반부에 주목해주었으면 한다. 몇 살이 되어도 배움을 멈추지 말고, **영원히 살 것처럼 계속 배우는 태도가 인생을 풍요롭게 만든다**는 메시지이기 때문이다.

꼭 치매 예방을 위해서가 아니라도, 이런 태도는 분명 삶을 윤택하게 한다. 그리고 실제로 이런 사람들은 치매에 걸릴 가능성도 낮다.

얼마 전, '90세 인플루언서'로 불리던 1932년생 오사키 히로코 씨와 웹 매거진 《미모레》에서 대담한 적이 있다.[1] 안타깝게도 2024년, 91세로 세상을 떠났지만 마지막 순간까지 독립적으로 생활했다.

그의 이야기는 여러 면에서 나를 놀라게 했다. 78세에 스스로 '기계에 대해선 일자무식'이라고 말하면서도 컴퓨터를 배우기 시작했고, 1년 후에는 X(당시 트위터)를 시작해 20만 명이 넘는 팔로워를 모았다. 83세에는 마작을 시작해 대회에서 네 번이나 우승했다.

오사키 씨에게서 가장 크게 배운 점은 "○살이니까 못 한다"고 스스로 한계를 정하지 않는 긍정적 태도였다.

✻ 오사키 씨가 실천한 치매 예방법 – 마작

치매를 주제로 이야기를 나눌 때, 오사키 씨가 가장 먼저 한 말은 이랬다.

"저는 아흔이라는 나이에도 혼자 살고 있어서 치매가 가장 무서워요. 그래서 나름대로 예방하려고 여러 가지를 신경 쓴

답니다."

활동적인 삶을 살던 그도 치매는 두려웠던 것이다. 치매 예방을 위해 무엇을 하느냐고 묻자 돌아온 답은 매우 단순했다.

"일주일에 한 번은 마작을 해요."

여기에는 치매 예방의 힌트가 담겨 있다고 의사로서 느꼈다.

첫째, **공백기가 있어도 겁먹지 않고 도전하고 배우려는 자세.**

둘째, **배운 것을 꾸준히 지속할 힘.**

셋째, **즐기면서 머리를 쓰는 활동.**

좋아하는 일이었으니 자연스럽게 실력이 늘고, 대회에서 우승까지 했던 것이다.

물론 마작이 특별히 '최강의 치매 예방법'이라는 연구가 있는 것은 아니다. 하지만 마작을 하는 동안 머리를 계속 굴렸을 것이다. 또 동시에 7개 테이블에서 약 30명과 대화를 나누었다고 한다. **게임을 하면서 여러 사람과 동시에 대화를 나누는 것은 매우 높은 수준의 지적 활동이다.** 치매 예방을 위해 시작한 것은 아니었겠지만, 결과적으로는 충분한 자극이 되었을 것이다.

1장에서 공부하는 사람과 하지 않는 사람의 치매 위험 차이에 대해 이야기했듯이, 일상에서 지속적으로 머리를 쓰는 사람, 즉 **인지적 활동이 많은 사람은 치매 위험이 낮다**고 알려져 있다.

반면, 단기간의 두뇌 훈련이나 퍼즐을 조금 한다고 해서 장기적인 효과를 기대하기는 어렵다. 결국 일상에서 얼마나 꾸준히 지적 활동을 지속하느냐가 핵심이다.

✳ 즐거운 습관이 될 수 있는 활동이야말로 최강의 치매 예방법

그렇다면 어떤 지적 활동이 좋을까? 우선 간디의 말처럼 **배움을 멈추지 않는 것**이 중요하다.

자신의 일과 관련된 공부라면 더욱 효과적일 수 있다. 나는 매일 의학 논문을 읽는 것을 취미로 삼고 있는데, 일과 취미를 동시에 만족시키는 최고의 활동이라고 생각한다.

이미 일을 그만둔 사람이라면 운동과 같은 맥락에서 생각하면 된다. '이게 최강의 두뇌 훈련!'이라는 것은 존재하지 않으니, **자신이 흥미를 느끼고 즐길 수 있는 활동이라면 그것이 정답이다.**

오사키 씨는 이렇게 말하기도 했다.

"재밌거나 '나랑 잘 맞네'라고 느끼는 건 보통 3년은 계속해요. **재미없다고 느끼면 바로 그만둬요. 돈이 너무 많이 들어도 스트레스라서 바로 그만둬요.**"

말 그대로다. 한번 해보고 맞지 않으면 과감히 그만두고 다른 것을 찾으면 된다.

마작이든 일기 쓰기든 상관없다. **즐겁고 꾸준히 할 수 있다면, 그것이 바로 최고의 '두뇌 훈련'이며** 자신에게 맞는 '최강의 치매 예방법'이 될 것이다.

대담을 마칠 때, 독자들에게 전하고 싶은 메시지를 부탁하자 오사키 씨는 이렇게 말했다.

"첫째도 둘째도 셋째도 건강이에요. 행복할 수 있는 건 결국 건강하기 때문이에요. 그리고 건강은 어느 정도 스스로 노력하고 나름의 방법을 찾음으로써 지킬 수 있다고 생각해요. 여러분, 건강하게 지내세요."

사람과의 연결을
소중히 한다

"사람 인(人)이라는 글자는 한 사람이 다른 한 사람에게 기댄 모습이다. **사람과 사람이 서로를 지탱하기 때문에 사람인 것이다.** 사람은 사람에게 지지를 받아 사람들 사이에서 인간으로서 다듬어진다."

일본의 드라마 《3학년 B반 긴파치 선생님》에 나오는 대사다. 실제로는 '사람 인(人)'이 한 인간이 서 있는 모습을 옆에서 본 상형문자이고, 긴파치 선생님을 연기한 배우 다케다 데쓰야 역시 훗날 이 대사는 사실과 다르다고 밝혔다는 반전이 있다. 그럼에도 이 말이 사람들에게 깊은 울림을 주는 이유는 분명하다. 아무리 자립한 사람이라도 서로의 지지가 없다면 살아가기 어렵고, 인간은 관계 속에서 단련된다는 진실 때문이다.

실제로 이것은 치매 예방이라는 측면에서도 아마 진실일 것이다. 앞에서 소개했듯이 사회적 고립은 치매의 주요 위험 요인이며 이 위험을 없애기 위해서는 인간관계가 필요하다. 즉, **사람의 뇌 또한 사람과의 관계 속에서 지지를 받아 단련되는 것이다.**

앞 장에서 언급한 오사키 히로코 씨는 치매 예방법으로 '마작'을 꼽으며 매주 30여 명의 지인들과 신나게 수다를 떤다고 했다. 또 해외에 사는 딸과 거의 매일 전화나 영상통화를 했다. 혼자 살고 있음에도 가족과의 소통, 취미를 통한 커뮤니티에서의 관계를 적극적으로 이어간 것이다. 이것이 그를 고립과는 거리가 먼 사람으로 만들어 주었다.

사람에 둘러싸여 지내는 이들에게는 다소 와닿지 않을 수 있지만, 실제로 **고령 세대의 사회적 고립은 매우 흔한 문제다.** 배우자나 오래된 친구가 먼저 세상을 떠나기도 하고, 마음을 털어놓을 가족이나 가까운 지인이 점점 사라지기도 한다.

또한 평소 인간관계가 회사 동료 중심이었다면 이 역시 위험 신호가 될 수 있다. 의사로서 이런 사례를 정말 많이 본다.

✳ 일 외의 인간관계를 소홀히 했던
한 환자의 이야기

내 환자 A씨는 한창 일할 때 학창 시절부터 이어진 친한 친구들과 점점 멀어지고 회사 동료들과만 술자리를 가지는 일이 많아졌다. 그 자체가 나쁜 것은 아니지만, 회사 동료들과의 관계는 어디까지나 업무를 기반으로 한 것이기에 친구 관계와는 다르다.

그러다 보니 막상 퇴직을 하자 일과 함께 인간관계도 끊기면서, A씨는 퇴직과 동시에 사회적 연결고리를 잃어버리고 말았다.

그는 일도 사라지고 인간관계도 사라져 강한 고독을 느끼고 있다고 털어놓았다. 나는 노년내과 의사로서 이런 사람을 놀라울 만큼 자주 본다.

물론 이미 마음을 터놓을 친구가 충분히 있는 사람이라면 따로 무언가를 할 필요는 없을지도 모른다. 회사 동료가 평생 친구가 되는 경우도 있을 것이다.

하지만 회사 동료와는 일 이야기밖에 하지 않는 사람은 자신의 인간관계를 한 번쯤 돌아보도록 하자. 일이 사라지는 순간 그 사람과의 관계도 갑자기 변해버릴 가능성이 있기 때문이다.

이런 식으로 인간관계를 잃어버린 사람의 고립을 해결하는 일은 생각보다 힘들다. 고립 기간이 길어질수록 새로운 인간관계를 만드는 일이 어렵고 번거롭게 느껴지기 때문이다. 뻔한 조언 같지만, 내가 환자들에게 보통 권하는 방법은 다음과 같다.

인간관계를 만드는 법·깊게 하는 법

❶ 예전 취미를 다시 시작하거나 새로운 취미를 찾기

예전에 했던 취미를 다시 시작하거나 새로운 것을 배우는 일은 치매 예방에도 효과가 있는 일석이조의 선택이다. 예를 들어, 지역 공공 회관의 요리 교실에 등록하면 요리도 배우고, 비슷한 관심사를 가진 사람들도 만날 수 있다.

❷ 가족·친구와의 연락을 소중히 하기

매일 잠깐이라도 소중한 사람들과 연락을 이어가는 것이 중요하다. 전화, 문자, SNS 등 어떤 방식이든 좋다. 멀리 사는 손주와 주 1회 영상통화를 하는 것도 좋다. 얼굴을 보며 이야기하면 서로의 거리가 더 가까워진 듯 느껴진다.

❸ 반려동물을 키우기

반려동물을 키우면 삶의 방식이 크게 바뀌기도 한다. 강아지를 산책시키다 보면 동네 사람들과 자연스럽게 인사를 나누게 된다. 나 역시 강아지를 키우는데, 강아지를 계기로 지역에서의 인간관계가 넓어지는 경험을 하고 있다. 다만 나이가 들어 새로 키우기 시작하는 경우라면, 유기되는 일이 생기지 않도록 가족과 미리 의논하고 계획적으로 해야 한다.

❹ 운동을 즐기기

몸을 움직이는 일은 심신 건강에 좋을 뿐 아니라 사람들과의 연결을 만드는 기회가 되기도 한다. 동네 라디오 체조 모임, 헬스장에 다니는 것도 좋다. 매일 아침 얼굴을 마주하다 보면 자연스럽게 안부를

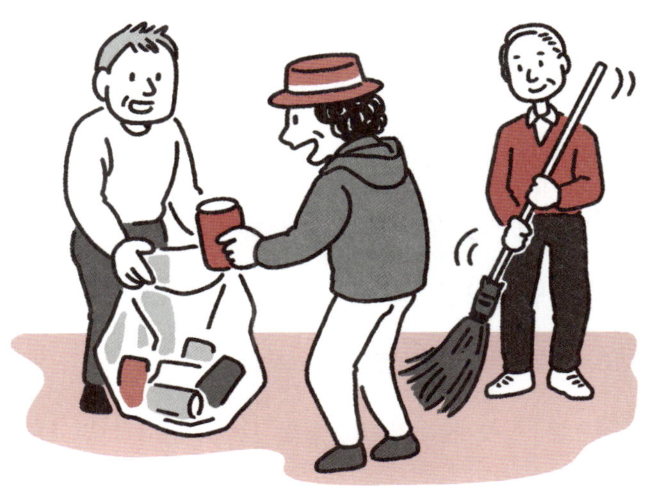

나누게 된다.

❺ 지역 봉사 활동에 참여하기

지역 청소 활동이나 축제 준비 등, 지역 봉사 활동에 참여해보는 건

어떨까. 이를 통해 친구를 사귀게 된 사람도 많이 보았다.

❻ 이웃과의 관계를 소중히 하기

이웃에게 가볍게 인사만 해도 지역과의 연결이 생길 수 있다. 옆집

과 간단한 무언가를 나누거나 서로 도울 수 있는 사이가 되면, 예상

치 못한 순간 큰 힘이 된다.

'그게 말처럼 쉽지 않다'고 할 수도 있지만, 무엇이든 하나만
실천해도 사람과의 연결이 조금씩 늘어날 것이다. 혼자 끌어
안지 말고 주변 사람들과 관계를 맺으면, 일상이 훨씬 풍요로
워지고 그 과정에서 뇌 건강까지 지킬 수 있다.

마지막으로, 이웃 관계의 소중함을 보여주는 일화를 하나 소
개하고자 한다.

✳ 이웃과의 관계가 생명을 구한 80대 여성

B씨는 혼자 산 지 10년 된, 무엇이든 혼자 해내는 활동적인
80대 여성이다. 어느 날 아침, 화장실에서 나오다가 복도에서
미끄러져 넘어졌고, 고관절에 극심한 통증이 와서 일어설 수
없게 되었다.

평소에는 스마트폰을 늘 가지고 다녔지만, 그때만큼은 '잠깐
이면 되겠지'하고 두고 나왔다. 기어서 전화가 있는 곳까지 가

려 했지만 통증이 너무 심해 불가능했다. 울며 소리쳤지만, 아무에게도 들리지 않았다.

막막한 상황에서, 마침 옆집 사람이 우연히 방문해 문을 두드렸다. B씨가 곧바로 "도와주세요!"라고 외치자, 이상함을 느낀 이웃이 집주인에게 연락해 문을 열고 구급차를 불렀다. B씨는 대퇴골 골절이었다.

B씨는 "이웃이 발견해주지 않았다면 지금쯤 이 세상 사람이 아닐 거예요"라고 말했다.

이처럼 혼자 사는 사람에게 갑작스러운 부상이나 병이 닥쳤을 때, 이웃과의 연결은 생명을 구하는 결정적 역할을 하기도 한다.

반대로 아무에게도 발견되지 못해 목숨을 잃는 경우도 있다. 이처럼 사람과의 연결은 치매 예방을 넘어, 때로는 삶 자체를 지켜주는 힘이 된다.

과식, 과음 등 '과한 것'은 피한다

지금까지 우리는 치매의 위험이 일상의 생활 습관과 깊이 연결되어 있다는 사실을 살펴봤다. 흡연, 과도한 음주, 과다한 칼로리 섭취로 인한 비만, 지나친 염분 섭취로 인한 혈압 상승 등. 이런 습관과 그에 따라 나타나는 신체 변화는 치매 위험을 높이는 요인이 된다.

반대로, **치매에 걸리지 않는 사람들은 이런 '과한' 습관이 없을 가능성이 크다.** 그리고 이미 이런 습관이 있는 사람이 치매 위험을 낮추기 위해 할 수 있는 일은 명확하다. 바로 이런 '과잉'을 줄이는 것이다. **과음과 과체중을 줄이고 담배를 끊는 것이다**(안타깝게도 담배는 아주 조금이라도 '과한 것'이다).

✳ 치매에 걸릴 확률에 대한 생각

이 주제를 이야기하면 반드시 이런 반론이 나온다.

"아니, ○○씨는 술을 말 그대로 퍼부어 마셨는데도 멀쩡해."

"우리 엄마는 술 한 방울도 안 마셨는데 치매가 왔어."

이런 사례가 떠오른다는 건 '리스크' 개념을 충분히 이해하지 못했다는 뜻이다.

리스크는 흰색을 검은색으로, 혹은 검은색을 흰색으로 바꾸는 식의 절대 개념이 아니다. 어디까지나 '가능성을 높이고 낮추는 것'에 대한 이야기이며, 그 확률은 0%도 100%도 아니다.

'술을 전혀 안 마시고, 담배도 한 번도 안 피웠는데 치매가 왔다'는 사례는 승산이 높아 보이던 경주마도 질 수 있다는 것과 같다. 반대로 거의 승산이 없다고 평가받던 말이 의외로 우승하는 일도 있을 것이다. 승패의 확률은 100%도 0%도 아니기 때문이다. 그날의 날씨, 말의 컨디션, 성격, 상성 등 여러 요소에 따라 확률은 크게 변한다.

치매 위험도 마찬가지다. 치매 위험을 높이는 행동을 한다고 해서 치매가 반드시 오는 것도 아니고, 치매 위험을 낮추는 행동을 한다고 해서 치매가 절대로 오지 않는 것도 아니다. 그래서 술을 많이 마셔도 치매에 걸리지 않을 수 있고, 술을 한 방울도 마시지 않아도 치매에 걸릴 수 있다.

하지만 **술과 담배를 끊고, 체중을 관리하는 습관을 쌓아가면 40%가 30%가 되고, 30%가 20%가 되는 식으로, '내 힘으로' 그 확률을 낮출 수 있다.** 이것이 경마나 강수확률과 다른, 건강 리스크 관리의 장점이다.

즉, 흡연자는 금연을, 과음하는 사람은 절주를, 비만이라면 다이어트를 하면 치매 확률이 감소한다.

✱ 담배, 술, 비만이 치매의 3대 위험 요인

진료실에서 90세, 100세가 되어도 정신이 또렷한 분들에게 비결을 물어보면 이렇게 말하는 경우가 적지 않다.

"나는 술도 담배도 안 해서 그게 머리에 좋았던 것 같아."

여러 연구도 이를 뒷받침한다.

예를 들어, 앞에서 소개한 한국의 대규모 연구에서는 금연한 사람이 계속 담배를 피운 사람보다 치매 위험이 낮았다.[1] 특히 65세 미만에서 금연했을 때 효과가 더 뚜렷했다. 이런 연구 결과에서, **지금까지 흡연을 한 사람이라도 금연을 하면 계속 피웠을 때보다 치매 위험을 줄일 수 있다 생각된다.**

또 음주 습관에 대한 연구 결과도 있다. 약 400만 명을 대상으로 한 한국의 연구에 따르면, **하루 평균 캔맥주 두 캔 넘게 마시던 사람이 절주에 성공하면 치매 위험이 줄어들었다.**[2]

체중 관리에서도 과체중 혹은 비만인 사람을 대상으로 한 연구에서, 단 2kg 감량만으로도 인지 기능이 향상되었다는 결과가 있다.[3]

특히 식사·운동으로 감량한 사람은 수술로 체중을 뺀 사람보다 인지 기능이 더 개선되는 경향을 보였다.[4] 어떻게 다이어트하느냐 역시 중요할 수 있다는 의미다.

하지만 주의해야 할 점도 있다. 반대로 너무 마른 사람(BMI 18.5 미만)에서는 치매 위험이 증가했다는 보고가 있다.[5] 즉, **체중을 지나치게 줄이는 것도 뇌 건강을 해칠 수 있다**는 뜻이다.

사랑을 너무 많이 주어도, 너무 적게 주어도 관계가 불안정해지는 것과 비슷하다. 진부한 말이지만, 결국 모든 것은 '균형'에 달려 있다.

이런 연구 결과들을 종합하면, 금연, 절주, 적정 체중 유지라는 아주 기본적인 건강 습관이 치매 예방에도 효과가 있을 가능성이 크다.

물론 술자리에서는 누가 권하면 어느새 과음하게 될 때가 있다. 하지만 뇌 건강을 생각한다면, 그 순간 필요한 건 '거절할 용기'일 것이다.

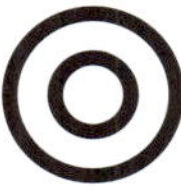

공기가 깨끗하고 조용한 환경에서 산다

지금까지 여러 가지 치매 위험과 예방법에 대해 살펴봤지만, 수많은 위험 요인 중에서 놓치기 쉬운 것이 바로 환경이 주는 영향이다.

생활환경은 너무 당연하게 존재하기 때문에 의식하지 못하는 경우가 많다. 또 그 장소에 익숙해지면, 뭔가 문제가 있다고 느껴도 그 문제를 정당화해버리는 경향이 있어, 단점이 잘 보이지 않게 되기도 한다.

하지만 실제로는 1장에서 살펴봤듯이, 주변의 오염된 공기나 소음 같은 환경 요인도 치매 위험을 높이는 요소로 무시할 수 없다.

'오염된 공기와 소음'이라 하면 많은 사람이 대도시의 상황을 떠올리지만, 시골이라고 해서 예외는 아니다. 아무리 자연 경관이 좋은 곳에 살아도 집 안에서 가스레인지를 사용하고

TV 볼륨을 크게 하는 등 일상적 요인만으로도 유해한 가스와 소음이 충분히 발생할 수 있기 때문이다. 특히 공기 오염의 원인이 되는 PM2.5는 눈에 보이지 않아, 공장 굴뚝에서 나오는 연기처럼 단순하게 상상해서는 그 특성을 이해하기 어렵다. 우리는 눈에 보이지 않고 냄새도 맡을 수 없는 것을 상대해야 한다.

✳ 집 안에서 고기를 구웠을 때의 공기 오염은 산불 수준

나는 집 안에 PM2.5 측정기를 두고 있는데, 실제로 요리—특히 고기를 구운 뒤—를 하고 나면 캐나다 대형 산불 당시 뉴욕 시내에 외출 금지령이 내려졌던 수준까지 수치가 치솟는 경우가 있다. 이후 **공기청정기를 최대 출력으로 돌려도 쉽게 내려가지 않는다.**

반면 창문을 열어 환기하면 수치가 눈에 띄게 빨리 떨어진다. 측정 정확도에 다소 편차가 있을 수 있으나, 이런 경험을 통해

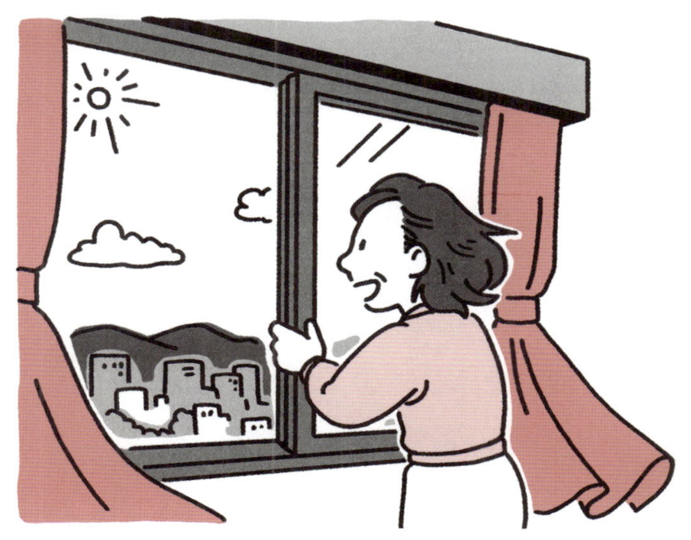

환기가 얼마나 효과적인지 실감할 수 있다. 결국 집안 환기는 '오염된 공기'에 대응하는 가장 간단하고 효과적인 방법이다.

대도시에 살고 있다면 공기질이 나쁠 것이라고 생각할 수도 있다. 하지만 잘 생각해보면 대기는 매우 넓은 공간이다. 분모가 되는 공간이 무한히 넓으니, 분자가 되는 유해 가스의 양이 많아도 농도는 희석된다.

반면, 집 안은 한정된 공간이라 유해 가스 농도가 훨씬 쉽게 올라간다.

물론 환기가 치매 위험을 직접 낮춘다는 명확한 근거는 아직 없다. 하지만 누구나 쉽게 할 수 있고, 특히 **환기는 돈이 드는 일도 아닌 만큼**, 집이나 사무실에서 환기를 충분히 하는 습관을 들여두어 손해 볼 일은 없을 것이다.

✳ 뇌에 악영향을 주는 큰 소리는 피하기

소리에 대해서도 공기와 비슷한 이야기를 할 수 있다.

좋아하는 밴드의 라이브 공연이나 친구들과 노래방에서 노래를 부르는 것은 분명 그 사람에게는 '기분 좋은 소리'일 것이다. 그래서 그것을 '소음'으로 느끼지 못한다. 이런 경우 유해성을 인식하기 어렵다.

하지만 **아무리 '기분 좋은 소리'라 해도 청력을 손상시키고 뇌에 부정적인 영향을 줄 가능성이 있다.**

그렇다고 라이브 공연이나 노래방에 가지 말라거나 스포츠 관람을 포기하라는 말은 아니다. 이런 즐거움은 삶의 중요한 일부이며, 사람은 치매 예방을 위해 살아가는 것이 아니기 때문이다. 다만 평소 헤드폰의 볼륨을 조금 낮출 수는 있을 것이다.

자신의 가치관과 삶의 만족을 유지하는 범위에서 귀를 보호하는 작은 노력은 분명 미래의 청력과 뇌 건강을 지키는 데 도움이 된다.

이 책에서는 개인이 할 수 있는 일에 초점을 맞추고 있지만, 대기 오염과 소음 문제는 개인의 노력만으로는 해결하는 데 한계가 있는 것도 사실이다. 지방자치단체와 국가 차원의 환경 개선 또한 우리의 뇌 건강을 지키는 데 중요한 역할을 한다.

'조용한 숲속에 살자!' 같은 실현하기 어려운 대책을 생각할 필요는 없다. **평소 집에서 조금씩, 자신의 폐와 귀에 기분 좋은 환경을 만들어주는 것이 미래의 뇌 건강을 지키는 길임을 기억하면 된다.**

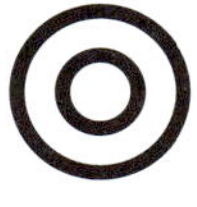

건강검진을 받고 병을 치료한다

'생활 방식'이나 '생활 습관'과는 다소 거리가 있어 보일 수 있지만, 매년 건강검진을 빠짐없이 받는 습관 역시 치매 예방에 중요한 요소다.

"잠깐만요. 건강검진에는 치매 진단이나 검사가 없는데 따로 치매 검사를 받아야 하나요?"

이렇게 생각할 수 있다. 하지만 꼭 그럴 필요는 없다. 치매 예방을 위해 특별한 검사를 받을 필요는 없으며, 오히려 직장이나 지자체에서 시행하는 일반 건강검진이 더 중요하다.

✳ 건강검진이 치매 예방에 중요한 이유

실제로 치매 검사는 그 자체만으로 '치매 예방'에 도움이 된다고 단정하기 어렵고, 오히려 불필요한 비용과 불안만 초래할 위험도 있다. 제2장에서 설명했듯, 고가의 검사는 돈과 시간을 낭비할 가능성이 크다.

그렇다면 왜 치매와 직접적인 관련이 없어 보이는 일반 건강검진이 중요한 걸까? **건강검진에서 발견할 수 있는 고혈압, 높은 LDL 콜레스테롤, 당뇨병, 비만 같은 건강 문제가 치매 위험과 밀접하게 연결되어 있기 때문이다.**

검진의 빈도나 대상에 대해서는 논의의 여지가 있지만, 기본적으로 일반 건강검진에서는 체중과 혈압을 측정하고, 콜레스테롤이나 혈당을 확인하는 혈액 검사를 한다. **증상이 없어도 이런 검사를 받는 이유는 고혈압이나 당뇨병 같은 병을 조기에 발견하기 위해서다.**

"몸이 아프지 않은데 검사를 받을 필요가 있을까?"라고 생각하는 사람도 있다. 하지만 모든 병을 감기처럼 생각하면 오해가 생긴다. 감기처럼 인후통이나 기침 같은 증상이 생겼을 때

병원에 가서 진단을 받고 약을 처방받으면 된다고 여기게 되기 때문이다.

하지만 모든 병이 그렇진 않다. 오히려 나이가 들면서 생기는 만성질환은 **증상이 없어도 치료가 필요한 병이 많다.**

✳ 증상이 없어도 받아야 하는 암 검진

암도 그런 경우다. 대부분의 암은 초기에는 증상이 거의 없고, 증상이 나타날 때는 이미 병이 상당히 진행된 경우가 많다. 암은 진행될수록 치료하기 어렵다.

증상이 나타나고 나서 병원에 가면 된다고 생각했다가, 치료가 가능한 초기 단계에서 발견하지 못하고, 암이 진행되어 치료 기회를 놓친 뒤에야 검사를 받게 되는 경우가 많다.

이를 방지하기 위해 존재하는 것이 암 검진이다. **암 검진은 증상이 나타나기 전에 암을 발견하고 조기에 치료를 시작하기 위한 검사로, 생명을 구할 수 있는 매우 중요한 검진이다. 그래서 '몸 상태가 나쁘지 않아도 검사를 받는'** 것이다.

의사로 일하다 보면 후회하는 환자를 여러 번 본다. 특히 안타까운 순간은, 검진으로 충분히 발견할 수 있었던 암이 진행된 상태로 발견된 경우다.

진행성 대장암이 발견되어 완치 가능성이 없다는 사실을 알게 된 70대 환자가 흘린 눈물을 나는 지금도 잊지 못한다. 그분은 지금까지 왜 대장 내시경 검사를 받지 않았는지 후회하는 마음을 진료실에서 여러 번 털어놓았다.

이미 그분을 만난 시점에서는 암이 꽤 진행되어 있었기에 아무것도 할 수 없다는 무력감이 들었다. 동시에 내가 주치의였다면 시간을 들여서라도 설득해 꼭 대장 내시경을 받게 했을 텐데 하는 안타까움에 마음이 무거웠다.

✻ 고혈압이나 당뇨병의 끝에는 치매가 기다리고 있다

고혈압이나 당뇨병 같은 만성질환도 마찬가지다. 증상이 나타났을 때는 이미 돌이킬 수 없는 상태인 경우가 많고, **증상**

이 없을 때부터 치료를 시작해야 더 큰 병을 막을 수 있다.

"몸 상태는 괜찮은데 단지 숫자만으로 약을 먹는 건 바보 같은 일"이라고 말하는 사람도 있다. 의사라는 직함을 가지고 그런 주장을 하는 사람도 있다.

하지만 증상이 없을 때 치료하는 것은 결코 바보 같은 일이 아니다. **고혈압이나 당뇨병을 방치하면 심근경색, 뇌경색 같은 심각한 질환이 훗날 높은 확률로 찾아오기 때문이다.**

거꾸로 말하면, 적절히 치료하면 이런 심각한 병에 걸릴 확률을 낮출 수 있다. 그리고 그 '나중에 찾아오는 병들의 목록'에는 치매도 포함된다.

증상이 없어도 치료가 필요한 고혈압, 당뇨병, 높은 LDL 콜레스테롤, 비만, 우울증 같은 질환을 조기에 발견하고 치료로 연결하는 과정이 바로 일반 건강검진이다.

또, **직장에서 실시하는 스트레스 조사표도 중요하다.** 이는 **우울증을 조기에 발견해주는 도구**이기 때문이다. 우울증 역시 치매 위험을 높이는 요인이다. 우울증을 조기에 치료하는 것 역시 치매 예방으로 이어질 수 있다.

이미 **고혈압, 당뇨병, 높은 LDL 콜레스테롤, 비만, 우울증 등을**

앓고 있는 사람은 꾸준히 치료를 받고, 중단하지 않는 것이 무엇보다 중요하다.

치료가 길어지면 그 의미가 무엇인지 희석될 때도 있다. 하지만 중대한 병을 수없이 마주해 온 의사로서 말하자면, **사람은 정말로 무언가 일이 닥쳤을 때 비로소 후회하는 경우가 많다.** 소중한 가족이나 연인과 이별한 뒤에야 그 존재의 귀중함을 깨닫는 것처럼, 건강도 잃고 나서야 비로소 그 가치를 깨닫는다.

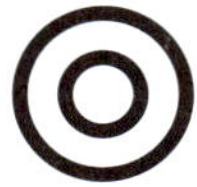

뇌를 향한 안테나,
눈과 귀를 제대로 관리한다

사물이 보이고 소리가 들리는 일이 너무 당연하게 느껴지기 때문에, 사람들은 대부분 평소 눈과 귀 건강을 특별히 관리하지 않는다. 나 역시 일상에서 눈과 귀를 따로 챙길 일이 거의 없다.

하지만 눈과 귀를 소중히 관리하는 일은 치매 예방에 매우 중요하다. **시력 저하와 난청 모두 치매 위험과 깊은 관련이 있기 때문이다.** 지금까지 보고된 연구들을 보면, 이 두 요인이 치매 발병에 관여하는 비율은 합쳐서 약 10%에 이르는 것으로 추정된다.[1]

즉, 일본의 치매 환자 500만 명 가운데 약 50만 명은 눈과 귀를 제대로 관리했다면 예방할 수 있었다는 의미다.

✳ 눈과 귀는 TV의 안테나와 같다

눈과 귀 같은 감각 기관은 뇌로 신호를 전달하는 안테나다. 이 안테나가 잘 관리되면 뇌는 맑고 선명한 신호를 지속적으로 받아들이고, 좋은 방식의 자극이 꾸준히 들어오며, 결국 치매 예방으로 이어질 가능성이 커진다.

이제는 거의 찾아보기 어렵지만 안테나가 달린 구형 TV를 떠올려 보자. 안테나가 제대로 관리되지 않은 TV는 화면이 금방 흐릿해지고, 심하면 모래폭풍만 보이기도 했다. 반대로 안테나가 잘 손질되어 있으면 오래된 TV라도 비교적 선명한 화면을 볼 수 있었다(물론 요즘 TV와는 비교가 안 되지만). 여기서 말하는 안테나는 눈과 귀이고, TV는 뇌를 가리킨다.

✳ 눈과 귀 질환을 '나이 탓'으로 방치하는 사람들

병원에서 일하다 보면, 눈이 잘 보이지 않거나 귀가 잘 들리지 않는 것을 '나이 탓'으로 여기고 현재 상태를 포기하는 사람이 놀랄 만큼 많다는 것을 알게 된다.

환자의 시력이 떨어진 이유가 백내장 때문이라는 사실을 밝혀내거나, 귀가 잘 들리지 않는 이유가 귀지가 완전히 막혀 있었기 때문이라는 사실을 확인하고 알려주면, '나이 탓인 줄 알고 신경 쓰지 않았다'는 말을 듣는 경우가 많다.

남의 이야기로 들으면 믿기 힘들 수도 있지만, 실제로 많은 문제가 점진적으로 나타나기 때문에, 나이 탓으로 조금씩 나빠졌다고 생각해도 이상하지 않을 것이다.

확실히 노화로 인한 변화이거나 치료가 어려운 경우도 있지만, **꼼꼼히 진찰해 보면 치료할 수 있고 해결 가능한 문제인 경우도 많다.** 치료가 가능한지는 원인에 따라 달라진다. 그런데도 '나이 탓'이라며 생각을 멈추는 것은 너무 아까운 일이다.

이런 문제의 대표적인 예가 백내장이다. '나이 탓'이라고 생각하는 사람은 검사를 받거나 치료를 생각하지 않는다. 하지만 실제로 백내장은 치료할 수 있는 병이다. 뿌옇게 변한 렌즈(수정체)를 교체하면 선명한 시야를 얻을 수 있으며, '세상이 달라졌다'고 말하는 환자도 드물지 않다.

‘치매 예방’이라고 하면 많은 사람이 영양제나 특정 식품을 떠올리지만, 안과 검진이나 백내장 수술을 생각하는 사람은 거의 없을 것이다. 그러나 실제로는 바로 그것이 치매 예방이 될 수 있다.

✳ 증상이 나타나기 전에, 스스로 할 수 있는 관리를 하자

눈은 증상이 나타난 뒤에는 늦는 종류의 질환도 많기 때문에, 정기적으로 검사를 받고 큰 문제를 미리 예방하는 것이 중요하다. 미국 질병통제예방센터(CDC)는 60세 이상 모든 사람이 1~2년에 한 번 안과 검진을 받는 것을 권장하고 있다.[2] 귀에 대해서도 매년 건강검진에서 청력 검사가 이루어진다. 이것 역시 중요한 치매 예방 활동과 연결되어 있다.

안과 검진 외에, 눈과 귀를 관리할 수 있는 일로 미국 CDC는 다음과 같은 것들을 제시하고 있다.[2,3] 해당되는 것이 있다면 실천해보면 좋다.

- 가족 중 눈 질환을 진단받은 사람이 있는지 확인해 둔다. 일부 눈 질환은 유전되기 때문에 가족력 파악이 매우 중요하다.

- 시력을 지키기 위해 적절한 식사를 한다. 특히 시금치, 케일 같은 짙은 녹색 잎채소, 연어, 참치, 송어 등 오메가-3 지방산이 풍부한 생선을 적극적으로 섭취하면 시력을 지키는 데 도움이 될 수 있다.

- 건강한 체중을 유지한다.

- 페인트칠, 정원일, 집 수리 등을 할 때는 보호용 안경을 착용한다.

- 담배를 끊거나, 애초에 시작하지 않는다.

- 자외선 A와 B(UVA·UVB)를 최소 99% 차단하는 선글라스를 착용한다.

- 콘택트렌즈를 뺄 때는 반드시 손을 씻고, 감염을 막기 위해 렌즈를 올바른 방법으로 관리한다.

- 직장에서도 눈을 보호할 수 있는 환경인지 항상 점검한다.

- 소음이 있는 작업을 할 때는 중간중간 그곳을 벗어나 귀를 쉬게 한다.

- 소음이 있는 장소에서 보내는 시간을 최대한 줄인다.

- 라디오나 기타 음향 기기를 사용할 때는 음량을 낮게 설정한다.

- 라디오나 기타 음향 기기는 소음이 없는 곳에서 사용한다.

- 소음이 있는 장소에서는 귀마개나 이어머프 등 청각 보호구를 착용한다.

- 청각 보호구는 제품 설명에 따라 올바르게 착용한다.

특별한 내용이 있거나 최신 기술이 필요한 일은 아니다. 그러나 이런 작은 습관을 꾸준히 실천하는 것만으로도 눈과 귀의 건강을 지킬 수 있고, 결국 뇌를 치매 위험에서 멀어지게 하는 데 도움이 된다.

확실하지는 않지만, 치매 예방에 도움이 될 수도 있는 것

일상에는 치매 위험을 낮출 수 있는 선택지가 생각보다 많이 숨어 있다. 그러나 그중 무엇이 과학적으로 확실한지, 무엇이 아직 가설 단계에 머물러 있는지는 정보가 뒤섞여 있어 구분하기 어렵다.

지금까지는 비교적 근거가 탄탄한 선택지들을 중심으로 소개했다. 그런데 **아직 근거가 충분하지는 않지만 치매 예방에 효과가 있을 가능성이 있다고 주목받는 요소들도 적지 않다.**

여기서는 그중에서도 우리 생활과 밀접한 몇 가지 주제를 골라, 뇌 건강을 지키는 데 참고할 만한 추가 힌트를 찾아보고자 한다.

❶ 일정한 수면 리듬을 조정한다

바쁜 일상을 사는 사람들에게 빼놓을 수 없는 건강 화두 중 하나가 바로 '수면'일 것이다. 나 역시 단시간 수면자(Short Sleeper)라 충분한 수면 시간을 확보하고 있다고는 말하기 어렵다. 그래서 "수면 시간을 늘립시다"라고 권하면 "먼저 의사 선생님부터 실천하고 나서 말씀하시죠"라는 반응이 나올 것만 같다. 그럼에도 수면은 뇌 건강에 영향을 미칠 가능성이 큰 요인 중 하나다. 귀 아픈 이야기다.

수면이 뇌 기능과 긴밀히 연결되어 있다는 점은 직관적으로도 쉽게 이해할 수 있다. 잠을 제대로 못 잔 다음 날, 집중력이나 사고력이 떨어지는 것을 누구나 경험하기 때문이다. 하지만 이것이 치매를 일으킬 정도로 강한 영향을 미칠까?

지금까지의 연구들은 수면과 치매 위험 사이에 상관관계가 있을 가능성을 보여준다. 실제로, **과거 연구에서는 수면 시간이 지나치게 짧거나 긴 사람에게 치매 위험이 증가한다**는 보고가 있었다.[1,2]

예를 들어, 여성을 대상으로 한 대규모 연구에서는 하루 7~8
시간 수면을 취하는 사람과 비교했을 때, 수면 시간이 짧은
사람의 치매 위험이 다소 높게 나타났다.[3] 또 다른 연구에서
는 50~70대 동안 일관되게 하루 6시간 이하만 잔 사람이 7
시간 잔 사람보다 약 30% 치매 위험이 높았다.[4]

이쯤 되면 '잠이 부족하면 치매 위험이 증가한다 → 최소 7
시간은 자야 한다'라는 결론을 내리고 싶어진다. 하지만 실제
상황은 훨씬 복잡하다. 10년 이상 추적한 노르웨이 연구에서
는 불면증과 치매 위험 사이의 뚜렷한 관련성이 없다고 나오
는 등[5] 연구 결과가 일관되지 않은 것이다.

또한, 야간 근무처럼 생체 리듬이 흐트러지는 교대근무는 심
혈관 질환과의 관련성은 제법 분명하지만, 치매와의 관계는
연구마다 달라 지금까지 결론이 나지 않았다.[6]

반대로, 수면 장애가 있는 사람이 불안이나 초조함을 완화하
기 위해 사용하는 약물이 오히려 인지 기능에 부정적 영향
을 줄 수 있다는 우려도 있다. 실제로 벤조디아제핀계로 불리
는 수면제를 장기간 사용할 경우 치매 위험이 증가할 가능성

을 시사하는 연구 결과도 있다.[7]

따라서 '불면증은 치매 위험을 높이니까 불면증 약을 먹어야 한다'라고 단정 지을 수는 없다. 잘못하면 오히려 위험이 커질 수도 있다.

그렇다면 수면 부족이 어떻게 치매 위험을 높일까? 가능한 메커니즘으로는 만성적인 수면 부족이나 질 낮은 수면이 뇌의 염증과 동맥경화를 유발하고,[8,9] 레비소체 치매나 파킨슨병과 관련된 α-시누클레인에도 영향을 주며,[10] 뇌에 쌓이는 아밀로이드 베타가 원활히 배출되지 않을 수 있다는 점 등이 제시되고 있다.[11]

특히 '수면은 뇌 속 노폐물을 깨끗이 청소하는 시간'이라는 설이 주목을 받았다. 그중에서도 깊은 잠이 시작되는 처음 1~2시간이 아밀로이드 베타 배출에 가장 중요하다는 의견이 있다.[12,13] 즉, 단순히 몇 시간을 자느냐보다 수면의 질과 리듬이 더 중요할 수 있다는 것이다.

결국 핵심은 자신에게 맞는 일정한 생활 리듬 속에서 질 좋은 수면을 확보하는 것이다. 짧게 자는 나를 합리화하려는 말은 아니지만, **현재까지의 연구만 보면 수면을 지나치게 걱정하기보다는**

• **생활 리듬을 정돈하고,**

• **수면 무호흡이나 불면 등 문제가 있으면 의료기관에 상담하고,**

• **기본적인 수면 위생을 지키는 것,**

이 세 가지가 가장 현실적이고 합리적인 접근이다. 굳이 이름을 붙이자면, 이것이 바로 '야마다 메소드'라고 할 수 있을지도 모르겠다.

❷ 균형 잡힌 식사는 어느 쪽이든 좋다

치매를 예방하려면 무엇을 먹어야 하는지 궁금해하는 사람이 많을 것 같다. 하지만 실제로 식사와 치매 위험의 관계를 명확히 밝히는 일은 쉽지 않다. **우리가 매일 먹는 음식의 종류는 매우 다양하며, 식사 방식은 생활 습관 전체와 깊게 연결되어 있어서, 식사만 떼어 분석하기 어려운 면이 있기** 때문이다.[14]

예를 들어, 건강을 신경 써서 채소를 많이 먹는 사람은 운동도 자주 하고, 규칙적인 수면을 취하며 간식을 줄이고, 술·담배를 하지 않고, 친구들과의 소통을 중요하게 여기는 사람일지도 모른다.

이런 경우, 채소를 많이 먹는 사람이 치매에 덜 걸린다는 것이 확인되어도 그것이 채소 덕분인지, 아니면 규칙적인 수면 덕분인지, 혹은 간식을 줄인 덕분인지 정확히 구분하기 어렵다. 식사 습관이 '생활 습관 전체와 깊게 연결되어 있다'는 것은 바로 이런 의미다.

그럼에도 앞에서 소개한 '지중해식 식단'이나 고혈압 개선을 위한 'DASH 식단', 그리고 이 둘을 조합한 'MIND 식단'처럼 채소·과일·생선·콩류·전곡류 등을 충분히 섭취하는 식사는 뇌에 좋을 수 있다고 주목받고 있다.

WHO도 2019년에 '지중해식 식단이 치매 위험을 낮출 가능성이 있다'고 조건부로 권고한 적이 있지만,[15] 지금으로서는 여전히 신중론도 존재한다.

지금까지 이루어진 대규모 연구 결과를 보면, 이른바 **'건강에 좋은' 균형 잡힌 식사**(예: 채소·과일·생선·전곡류가 많은 식사)**가 치매나 알츠하이머병 위험을 낮출 수 있음을 시사하고 있다.**[16]

또한 지중해식 식단을 기반으로 잎채소와 베리류를 더 많이 포함한 MIND 식단을 충실히 실천한 사람은 그렇지 않은 사람에 비해 치매 위험이 낮다는 보고도 있다.[17] 다른 연구들에서도 지중해식 식단이 인지 기능을 보호할 수 있다는 가능성을 보여주는 결과가 나타났다.[18]

하지만 반대로 스웨덴에서 약 2만 8000명을 추적한 연구에서는, 지중해식 혹은 유사한 식단을 실천해도 알츠하이머형 치매를 줄이는 효과가 보이지 않았다는 결과도 나왔다.[19]

같은 지중해식 식단이라도 인종, 유전적 요인, 실제 섭취한 식재료의 차이에 따라 결과가 달라질 수 있다는 견해도 있어, 식사에 관한 연구는 한 줄로 결론 내리기 어렵다.

또한 MIND 식단과 관련해서는, 참가자 절반에게 "앞으로 MIND 식단을 철저히 지켜주세요"라며 식단을 직접 지정해준 개입 연구도 이루어졌지만, 인지 기능 개선 효과는 확인되

지 않았다.[20]

이런 점까지 고려하면 **'이 식단을 먹으면 치매를 예방할 수 있다'고 단정하기는 어려운 상황이다.**

그밖에 식사와 실제 뇌 상태의 직접적인 관계를 분석한 흥미로운 연구도 있다. 미국 고령자를 대상으로 한 연구에서는, **MIND 식단이나 지중해식 식단을 잘 실천한 사람일수록 뇌 안에 축적되는 병적 단백질**(아밀로이드 베타, 인산화 타우)**이 더 적었다**는 결과가 나왔다.[21] 이는 식사가 눈에 보이지 않는 뇌 내부의 병리적 변화에 영향을 줄 수 있음을 시사하며, 앞선 연구들과는 또 다른 관점에서 중요한 의미를 갖는다.

그리고 최근 식사 관련 주제로 주목받는 주제가 바로 '초가공식품'이다. 초가공식품이란 원재료와 기본 조미료 외에도 다양한 식품첨가물을 다량 사용하고, 여러 공정을 거쳐 인위적으로 조합해 만든 식품을 말한다.

햄·소시지 같은 가공육, 컵라면, 스낵, 레토르트 식품, 패스트푸드 등이 여기에 속한다. 이런 초가공식품 섭취가 치매 위험을 높인다는 우려가 제기되고 있다.

예를 들어, 브라질의 한 연구에서는 **초가공식품을 많이 먹는 사람일수록 인지 기능 저하 속도가 빨랐다**는 결과가 나왔다.[22] 다만 이 연구는 추적 기간이 길지 않아, 치매가 진행되면서 식습관이 바뀌었을 가능성―즉 '식습관 변화가 원인인지 결과인지 알기 어려운 역인과관계'―를 배제하기 어렵다는 한계가 있다.

이런 점들을 종합해 보면, 치매 예방을 위해 특정 영양제를 대량 섭취하거나 특정 식단만 고집하는 것보다, **채소·과일·생선·전곡류를 골고루 먹고 초가공식품, 과도한 당·지방 섭취를 줄이는 평범한 식습관을 꾸준히 유지하는 것이 훨씬 더 중요하다**고 할 수 있다.

이런 식습관은 비만·당뇨병·고혈압처럼 치매 위험을 높이는 요인을 줄이는 데도 도움이 된다.

지금까지의 근거를 놓고 보면 '이 식단이 치매 예방의 최강자다!'라고 단정할 수는 없다. 하지만 더 건강한 식습관이 전체적인 신체 건강을 지키고, 그 건강이 결국 뇌 건강에도 긍정적 영향을 미칠 가능성은 충분하다.

또한 '무엇을 먹을까'라는 문제는 결국 '어떤 방식으로 살아갈 것인가', 그리고 개인의 행복과도 깊게 연결된다. **자신이 무리 없이 이어갈 수 있는 범위에서 건강을 신경 쓰되, 너무 머리로만 따지지 않고 삶의 만족으로 이어지는 식사 방식을 선택할 수 있다면 그것으로 충분하다고 생각한다.**

물론 이런 결론은 어쩌면 조금 밋밋하게 느껴질 수도 있다. 인터넷에서 흔히 보이는 '치매 예방 최강식단은 이것!'과 같은 단정적인 문구가 더 속 시원하게 느껴질지도 모른다. 하지만 그런 '확신' 중 상당 부분은 결국 어느 정도 허구를 기반으로 한 것임을 기억하자.

❸ 구강 관리는 철저하게

'입은 화를 부르는 근원'이라는 말을 들어봤을 것이다. 그런데 입은 인간관계뿐 아니라 뇌에도 화의 근원일 수 있다는 가설이 있다.

잇몸이 붓거나 피가 나는 증상으로 알려진 **치주병(잇몸병)은 만성적인 신체 염증과 깊은 연관이 있으며, 이것이 장기적으로 치매 위험에 영향을 줄 가능성이 있다**고 생각하는 연구자들이 늘고 있다.[23]

구강 염증이 뇌를 포함한 전신에 악영향을 미칠 가능성을 지적하는 연구는 이전부터 있었고, 치주병이나 충치 같은 구강 문제를 간과할 수 없는 이유 중 하나로 거론되고 있다.

다만, '구강 관리를 철저히 하면 인지증을 예방할 수 있다'는 것은 또 다른 차원의 이야기다. 실제로 구강 관리와 인지증 위험의 관련성은 식생활과 마찬가지로 생활 습관이나 사회적 배경 등 많은 요소가 복합적으로 작용하기 때문에, 연구 결과가 일관되지 않다.

그럼에도 **치주병이 전신에 염증을 유발하거나 악화시킨다는 사실은 잘 알려져 있고, 이런 염증이 혈관 건강에 부정적인 영향을 미칠 수 있다**는 결과가 나왔다.[23] 염증은 동맥경화 등 혈관 문제를 진행시키고 뇌졸중의 방아쇠가 될 수도 있다. 뇌졸중으로 인해 치매가 생기는 경우도 적지 않다.

즉, 치주병을 방치해 염증이 지속되면 뇌 혈관에 문제가 생기기 쉬워지고, 그 누적이 치매 위험을 높이는 요인이 될 가능성을 생각해볼 수 있다. 또는 구강 건강이 나빠지면 선택할 수 있는 음식이 제한되고 영양 상태가 악화되어, 결과적으로 뇌 기능에 간접적인 악영향을 줄 수도 있다.[24]

그러면 치매 예방이라는 관점에서 어떤 점에 주의해야 할까? 솔직한 답은 '아직 확실히 알 수 없다'다. 현재로서는 '구강 관리가 직접적인 치매 예방 효과를 낸다'고 말할 만한 확실한 근거가 부족하기 때문이다.

그렇지만 평소의 양치, 정기적인 치과 검진, 치주병의 조기 치료 등 '구강 관리'는 뇌뿐 아니라 최소한 구강 건강을 지키는 데 의사로서 권장할 만한 습관이다. 충치나 치주병이 악화된 뒤에는 치료에 시간도 비용도 많이 든다.

'예방은 치료보다 낫다.' 젊을 때부터 적절한 구강 관리를 습관화하면 장래에 치아가 빠질 위험이 줄어들고 씹는 기능을 유지하기 쉬워져, 영양을 섭취하기도 더 수월하다.** 이렇게 작은 것들이 쌓이면 간접적으로나마 뇌를 보호할지도 모른다.

앞으로 장기 추적 연구나 대규모 조사가 더 진행되면, 구강 건강과 치매 위험 사이의 관련성이 어느 정도인지 점차 명확해질 것이다.

❹ 백신 접종은 간접적으로 뇌를 보호한다

마지막으로 예방접종에 대해서도 언급하겠다. 치매 예방에 갑자기 백신 접종이라니? 의아하게 생각하는 사람도 많을 것이다. '이 의사는 백신 찬성파라서 이런 데까지 백신을 등장시키는 것 아니냐'라고 SNS에서 비판받을지도 모르겠다. 하지만 실제로 최근 들어 치매와 백신의 관계에 주목하는 연구가 늘고 있다.

다만 '백신을 맞으면 직접적으로 치매를 예방할 수 있다'고 증명된 것은 아니다. 이 연구의 배경에는 다음과 같은 관점이 깔려 있다.

"감염증이 일으키는 전신 염증이 뇌에까지 영향을 미쳐 치매 위험을 높일 수 있다면, 감염 자체를 막아 염증을 줄이는 것이 간접적으로 뇌를 보호하는 데 도움이 될지도 모른다."

실제로 한 대규모 연구에서는 **입원이 필요할 만큼 심한 감염증을 앓은 적이 있는 사람은 그렇지 않은 사람보다 장래에 치매에 걸리기 쉽다**는 결과가 나왔다.[25] 예를 들어, 중증 감염으로 입원한 시점에서 이미 뇌 백질(정보 전달에 관여하는 부위)이 손상되기 쉬웠거나, 뇌 용적이 약간 작아졌을 가능성이 있다.[26,27]

또 영국에서 약 100만 명을 대상으로 한 전자 진료 기록을 이용한 연구에서도, 입원이 필요할 정도의 감염증이 치매 위험 증가와 관련되어 있었다.[28] 이처럼 폐렴이나 요로감염증 등이 일으키는 염증이 뇌 기능에도 영향을 미쳐, 인지 기능 저하로 이어지는 게 아닐까 보고 있는 것이다.[28]

여기서 잠시 나의 할아버지 이야기를 하겠다. 어린 시절 자주 캐치볼을 해주셨던 할아버지는 학교 교장을 지내셨고, 은퇴 후에도 늘 깊이 생각하며 말을 하는 분이었다.

그런데 폐렴으로 입원한 일이 있었고, 그때를 계기로 건망증이 갑자기 심해지더니 결국 가족을 알아보기 어려울 정도까지 인지 기능이 저하되었다. 폐렴으로 인한 염증, 영양 상태 악화, 장기 입원에 따른 근력 저하, 오랜 입원 생활로 줄어든 뇌 자극…. 이런 요인들이 겹치면서 인지 기능에 영향을 미쳤을 것이다.

한 번만 입원했더라도 전신의 여러 장기에 영향을 주고, 뇌 역시 예외가 아니었을 것이다. 당시의 나는 그런 생각을 전혀 하지 못했지만, 지금 생각해보면 할아버지는 그런 상태였던 것인지도 모른다.

그렇다면 할아버지가 겪었던 일을 막을 수 있었을까? 실제로 폐렴은(전부는 아니지만) 예방할 백신이 있다. 그렇다면 감염증을 막는 백신은 결과적으로 치매 위험도 낮추어주는 걸까? 이런 의문에 답하려 한 연구가 있어 소개한다.

여러 관찰 연구를 모아 분석한 결과에 따르면, 광견병, 파상풍, 백일해, 대상포진, 인플루엔자, 간염 등 **다양한 백신을 접종한 사람이 그렇지 않은 사람보다 치매 위험이 낮은 경향을 보였다.**[29] 역시 백신 접종이 효과가 있는 걸까?

하지만 이런 결과만으로 '백신 덕분'이라고 단정할 수는 없다. 백신을 맞는 사람은 건강 의식이 높거나, 평소 병원을 자주 찾는 습관이 있는 경우가 많아 다른 요인이 섞여 있을 가능성이 있기 때문이다.

실제로 영국의 일반 진료 데이터를 사용해 50세 이상 약 1300만 명을 대상으로 한 연구에서는, 이런 다른 요인을 조정하자 **백신 접종 후 치매 위험의 차이가 사라졌다.**[30]

이처럼 백신 접종이 직접적으로 치매를 예방한다고 말하기는 어려운 상황이다. 하지만 감염증을 예방해 전반적인 건강을 유지할 수 있다면, 입원할 필요가 줄어들거나, 생활 습관을 더 잘 관리할 수 있거나, 고혈압·당뇨병 등 다른 치매 위험 요인을 통제하기 쉬워지는 등, **간접적으로 뇌에 좋은 영향을 줄 수도 있다.**

치매에 걸리지 않는 사람의 생활 방식

- 아무리 나이가 들어도 몸을 움직인다

- 즐겁게 계속 머리를 쓴다

- 사람과의 연결을 소중히 한다

- 과식, 과음 등 '과한 것'은 피한다

- 공기가 깨끗하고 조용한 환경에서 살아간다

- 건강검진을 받고 병을 치료한다

- 뇌를 향한 안테나, 눈과 귀를 제대로 관리한다

확실하지는 않지만, 치매 예방에 도움이 될 수도 있는 것

- 일정한 수면 리듬을 조정한다

- 균형 잡힌 식사를 한다

- 구강 관리를 철저하게 한다

- 백신 접종을 한다

제 4 장

치매에 걸려도 정말 필요한 건 이것뿐

치매에 걸리면 어떤 치료와 돌봄이 필요할까? 어떤 시설을 선택해야 할까? 정보는 넘쳐나지만, 그 틈을 타 교묘하게 끼어든 악질적인 비즈니스 때문에 원래는 필요하지 않은 서비스나 상품을 선택하게 되는 경우도 적지 않다. 그러나 정말로 필요한 것은 의외로 단순하다. 4장에서는 잘못된 정보에 흔들리지 않기 위해 반드시 알아두어야 할 최소한의 검사와 약, 돌봄 서비스와 시설 선택의 핵심 포인트 등 실용적인 지식을 소개한다. 올바른 정보를 바탕으로 치매 진단을 받아도 안심하고 생활하는 방법을 함께 생각해보자.

이제 치매가 의심되는 증상이 나타났을 때, 먼저 어떤 검사를 받아야 하는지 살펴보자.

치매에 대한 불안을 느끼는 사람은 매우 많고, 실제로 치매를 진단받는 사람도 적지 않다. 이런 상황은 비즈니스적으로도 '수익성이 높은 대상'으로 생각하게 만든다. 그 결과 PET 검사처럼 고가의 검사를 마치 누구에게나 필수적이고 큰 가치가 있는 검사인 것처럼 홍보하는 진료 광고를 종종 접하게 된다.

정보가 넘쳐나는 시대일수록 무엇이 정말 자신과 가족에게 필요한지 판단하기는 오히려 더 어렵다. 하지만 정말 필요한 것은 사실 매우 단순하다.

여기서는 치매 진단이 어떤 과정을 거쳐 이루어지는지, 진단을 위해 정말 필요한 검사는 무엇인지, 그리고 왜 그 검사가 필요한지를 차근차근 살펴보겠다.

✻ 진단은 가능한 한 빨리 받는 편이 좋은 이유

이 글을 읽으면서 '어차피 치매에는 뚜렷한 치료법이 별로 없다는데 검사를 받아 봤자 더욱 불안해질 뿐이다. 그러니 굳이 진단을 받을 필요가 없다'고 극단적으로 생각하는 사람도 있을 것이다. 하지만 실제 연구들은 그렇지 않다는 사실을 알려준다.

먼저 조기에 치매를 진단받으면 **본인과 가족이 적절한 치료와 돌봄을 받을 수 있고, 심리적으로도 준비할 시간을 가질 수 있다.**[1] 구체적으로는 **실질적인 정보와 조언, 심리적 지원, 필요에 따른 약물 치료 등 다양한 의료 서비스를 더 쉽게 이용할 수 있는 것이다.** 이는 질병과 마주한 이후의 삶을 계획하고, 돌봄과 지원, 재산 관리나 법적 절차에 대한 의사결정을 하는 데 큰 도

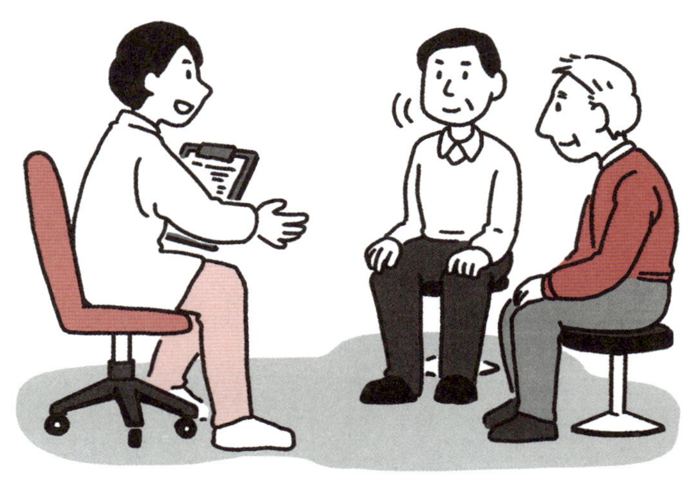

움이 된다.[2]

이는 직장에서 작은 문제를 일찍 발견해 대응하는 경우와 비슷하다. 사소한 문제를 알고도 방치하면 나중에 되돌릴 수 없는 큰 문제로 번질 수 있지만, 이른 단계에서 인식하고 대응하면 큰 실수 없이 원활하게 업무를 할 수 있다. 치매로 발생하는 문제 역시 마찬가지다. 가능한 한 이른 시점에 알아두는 편이 훨씬 부드럽게 대응할 수 있다.

＊ 치매 진료를 받은 사람 대부분은
진단 결과를 알고 싶어한다

또한 **진단을 받으면 자신의 건강 상태를 정확히 알 수 있다.** 이 것은 개인의 '알 권리'를 존중하는 일이며 매우 중요하다.[1] 실제로 한 연구에서는 **치매 진단을 받은 사람의 89%가 진단 결과를 알고 싶다**고 답했다.[3]

또 다른 연구에서도 91%가 진단을 받아서 좋았다고 느꼈고, 60%는 더 일찍 알았으면 좋았을 것이라고 응답했다.[4] '부모님이 놀라실 수 있으니 진단 결과를 알려주지 말라'는 요청을 받을 때도 있지만, 데이터가 보여 주는 현실은 이와는 정반대다.

경제적인 측면에서도 조기 진단은 의미가 있다. 오해나 착오로 인한 불필요한 입원이나 요양시설 입소를 줄일 수 있어, 의료·돌봄 비용을 낮출 가능성이 있기 때문이다.[5-7] 이는 개인뿐 아니라 사회 전체에도 이익이 된다.

물론 치매 진단에 따른 우려가 없는 것은 아니다.[2,8] 너무 이른 진단이 우울감이나 불안, 사회적 고립을 초래할 가능성도 있다. 특히 진단 이후 적절한 지원과 보살핌이 제공되지 않을 경우 이런 위험은 더 커진다.[9]

이 때문에 치매의 조기 진단은 반드시 적절한 지원 체계가 함께 마련되어야 한다. 그럼에도 본인과 가족이 앞으로의 삶을 긍정적으로 이어가기 위한 중요한 출발점이라는 점에서 조기 진단의 의미는 크다. 가능한 한 빨리 전문가와 상담하고 필요한 지원을 받는 것이 불안을 줄이고 미래를 준비하는 데 도움이 된다.

다만, **증상이 없는 사람에게 치매 검사를 하는 것의 장점에 대해서는 아직 충분한 근거가 없다.** 이 때문에 미국 예방의학전문위원회(USPSTF)는 증상이 없는 고령자에게 치매 검사를 시행하는 것을 권장하지 않는다.[10,11] 즉, 여기서 말하는 검사는 어디까지나 '치매가 의심되는 증상이 있는 사람'을 위한 것이다.

이제 다음으로, 치매 진단이 실제로 어떤 절차를 거쳐 이루어지는지 살펴보자.

우선, 치매 진단은 자세한 정보 수집이 필수이며, 일반적인 외래 진료 시간 안에 모두 마치기 어려운 경우도 많다. 그래서 **첫 진료 시 긴 시간을 할애하거나 필요에 따라 다시 진료를 받게 되는 일도 드물지 않다.**

이런 과정이 번거롭고 시간 낭비처럼 느껴질 수도 있고, 차라리 간단한 검사를 받는 편이 낫다고 생각할 수도 있다. 그러나 정확한 진단과 원인을 파악하기 위해서는 이 단계가 무엇보다 중요하다.

진료 시에는 **가족이나 가까운 친구처럼 평소 환자의 모습을 잘 아는 사람이 함께 오는 것이 좋다.** 이렇게 하면 환자 자신은 인식하지 못하는 변화를 대신 설명해 줄 수 있고, 의사의 설명을 함께 듣고 기억하는 데도 도움이 된다.

진단의 첫 단계는 의사의 문진이다. 어떤 경위로 병원을 찾게 되었는지 확인한다. 일상생활에서의 행동도 같이 물어보면서, **이전에는 할 수 있었던 일과 현재의 능력을 비교한다.** 예를 들어, 일, 금전 관리, 사회 활동, 운전, 집안일 등을 어떻게 수행하고 있는지 살핀다. 여기에 더해 움직임의 변화, 평소 걷는 모습, 배변 상태, 성격 변화, 수면 상태, 음주 습관 등도 함께 확인한다.

우울증은 인지 기능에 큰 영향을 미치므로, **우울 증상이 있는지**도 반드시 확인해야 한다. 우울증 때문에 치매처럼 보이는 증상이 나타나는 경우도 있고, 치매 환자가 우울증을 함께 겪으면서 증상이 더 심해지기도 하기 때문이다.

가족이나 가까운 사람이 제공하는 정보 역시 매우 중요하다. 치매 증상이나 행동 변화에 대해 가능한 한 구체적으로 듣는다. 약물 복용 이력도 빼놓을 수 없다. 항알레르기제나 수면제처럼 인지 기능에 영향을 줄 수 있는 약을 복용하고 있는지 반드시 확인해야 한다.

치매 증상은 대개 서서히 진행되기 때문에, 환자나 가족 모두 증상이 언제 시작되었는지 정확히 기억하지 못하는 경우도 많다.

"언제부터 자주 깜빡한다고 느끼셨나요?"

병원을 방문했을 때 이렇게 물으면 이미 몇 년 전부터 증상이 있었던 사례도 결코 드물지 않다.

인지 기능 검사에서는 기억력, 주의력, 언어 능력 등을 평가한다. MMSE(간이정신상태검사)와 MoCA(몬트리올 인지평가)가 대표적인 간이 검사로 알려져 있다. 이런 검사는 **특별한 검사 장비가 필요하지 않고 모두 의사와의 대화를 통해 이루어진다.** 하지만 의외로 진단 정확도가 매우 높은 검사로 평가받고 있다.[12]

이런 인지 기능 검사 결과와 환자·가족에게서 얻은 정보를 종합해 치매 진단의 정확도를 높여 간다. 여기까지의 과정을 되짚어보면, 혈액 검사나 영상 검사처럼 흔히 떠올리는 '기계적인 검사'가 아직 등장하지 않았다는 점을 알 수 있을 것이다. 실제로는 **이런 대화 과정이 진단에서 가장 중요한 절차**다. 또한 진료 중의 대화는 의사와 환자 사이에 신뢰를 쌓는 시간이기도 하다. 환자가 안심해야 이후의 검사나 진단 과정에 대한 불안이 줄어든다. 반대로 이런 과정 없이 검사만 먼저 진행하면, 충분한 신뢰 관계가 형성되지 않아 검사 결과를 받아들이기 어려울 수도 있다.

진단 과정 ❸   신체 진찰

문진 다음 단계로 진행되는 신체 진찰에서는, **치매와 유사한 증상을 보일 수 있는 다른 질환의 가능성을 배제하기 위해 머리부터 발끝까지 꼼꼼하게 살핀다.** 예를 들어, 뇌졸중 후유증이나 파킨슨병에서 나타날 수 있는 근육 경직이나 떨림, 걸음걸이의 변화, 눈의 움직임, 귀의 상태 등을 확인한다.

일부 치매 유형에서는 이런 신체 진찰 과정에서 이상 소견이 발견되기도 한다. 다만 알츠하이머형 치매의 경우, 특히 초기에는 운동 기능이나 감각 이상이 뚜렷하게 나타나지 않는 경우가 많다. 이런 신체 진찰 역시 특별한 장비 없이, 모두 **건강보험 범위 안에서 이루어진다.**

여기서 이런 과정이 얼마나 중요한지를 잘 보여주는 사례 하나를 소개하겠다.

C씨는 80대 여성이다. 최근 대화가 앞뒤가 맞지 않는 것을 걱정한 가족이 모시고 와서 인지 기능 검사를 받았다. 검사 결과 점수가 낮게 나와 치매가 의심된다는 설명을 듣고, 노년의학 전문의인 나의 클리닉을 찾았다. 안타깝게도 이전에 진료를 맡았던 의사는 인지 기능 검사만 시행했을 뿐, 그 밖의 진찰은 거의 하지 않은 듯했다.

나는 먼저 C씨의 이야기를 차분히 들어보았다. 그러자 소리가 잘 들리지 않는 듯한 모습에 신경이 쓰였다. 혹시 귀에 문제가 있을지도 모른다는 생각이 들어, 신체 진찰에서 가장 먼저 귓속을 살펴보았다. 놀랍게도 **양쪽 귓구멍 모두에 귀지가 가득 차 있어 고막이 전혀 보이지 않는 상태였다.**

귀지를 부드럽게 녹이는 약을 처방하고 2주 뒤 다시 내원하도록 했는데, 재방문 시에는 소리가 훨씬 잘 들리고 가족과의 대화도 자연스러워졌다고 했다. 그 시점에서 다시 시행한 인지 기능 검사에서는 점수가 정상 범위로 돌아와 있었다.

자세히 이야기를 들어보니 C씨는 "귀가 잘 안 들리는 건 그냥 나이 때문이라고 생각했어요. 자꾸 되묻는 것도 미안해서 잘 못 알아들어도 대충 대답했어요"라고 말했다. 그때 C씨가 지었던 환한 웃음이 지금도 기억난다.

C씨의 인지 점수가 낮았던 이유는 **치매가 아니라 단순한 난청 때문이었고, 그것도 귀지라는 아주 간단하게 해결 가능한 문제였다.** 물론 이 경우 고가의 PET 검사나 유전자 검사는 전혀 필요하지 않았다. 만약 **귀 진찰을 하지 않고 인지 검사 점수만으로 판단했다면, 치매 진단을 잘못 받고 필요 없는 약을 복용하게 되었을지도 모른다**고 생각하니 등줄기에 식은땀이 흘렀다.

이처럼 **검사를 하기 전에, 자세한 문진과 진찰을 통해 '어느 정도 방향을 잡는' 과정이 무엇보다 중요하다.** 이 문진과 진찰만으로도 진단의 80~90%는 끝났다고 해도 과언이 아니다.

이런 과정에서 얻은 정보를 바탕으로 필요할 때 혈액 검사나 MRI, CT 같은 영상 검사를 추가하게 되지만,[13] 그 역할은 어디까지나 보조적일 뿐이다.

혈액 검사는 대부분의 경우 보험 진료로 할 수 있는 일반적인 항목만으로도 충분하다. 구체적으로는 비타민 B12 수치나 갑상선 기능 저하증 여부를 확인하는 것이 권장된다.[14] 이런 이상이 있는 경우 치료를 통해 인지 기능이 호전될 가능성이 있기 때문이다(다만 가까운 미래에는 알츠하이머병에 특화된 혈액 검사가 보험 적용될 가능성도 있다).

영상 검사는 증상이 갑자기 나타났거나 빠르게 악화되는 경우, 또는 문진에서 얻은 정보상 뇌 영상 검사가 도움이 될 만한 특정 문제가 의심될 때 시행한다. 모든 환자에게 영상 검사를 해야 한다는 의견도 있지만, 이 부분은 전문가들 사이에서 의견이 갈린다.

실제로 일부 환자에서는 영상 검사로 치료 가능한 질환(만성경막하혈종, 정상압수두증, 치료 가능한 종양 등)이 발견되기도 하지만 그 빈도는 높지 않다. 그래서 전문가들 사이에서도 의견 차이가 존재한다.[14,15]

나 또한 일상 진료에서 영상 검사를 진단 보조 목적으로 활용한다. 하지만 그때 시행하는 것은 **어떤 병원에서든 가능한 CT나 MRI이며, PET 검사는 아니다.** 대부분의 경우 이 정도만으로도 진단과 원인을 파악하기에 충분하다. 특별한 검사가 필요한 상황은 드물다.

그렇다면 PET 검사는 무엇을 위해 존재하는 걸까? 물론 아무 의미 없이 하는 검사는 아니다. 127쪽에서 설명했듯, PET 검사는 알츠하이머형 치매의 가능성을 살펴보는 데 도움이 되는 검사다. 그러나 검사 결과가 양성이라고 해서 그것이 곧바로 진단을 의미하는 것은 아니다.

반대로 PET 검사 결과가 음성이라면 알츠하이머형 치매일 가능성은 낮다고 말할 수 있지만, 다른 원인으로 비롯된 치매인지는 알 수 없다.[16] 즉, **PET 검사만으로 치매 진단을 확정할 수는 없다.**

또 PET 검사는 특수 장비가 필요하고 비용이 많이 들며 방사선 노출도 있고, 검사 시간이 길어 **환자에게 부담이 크다는 단점**이 있다. 이런 점 역시 무시하기 어렵다.

물론 PET 같은 특수 검사가 필요한 상황도 있다. **다른 검사로**

는 원인 진단이 어려운 아주 특수한 경우이거나, 새로운 치료법 적용을 검토해야 할 때, 연구 목적 등으로 매우 상세한 정보가 필요할 때다.

문진 등의 기본적인 단계를 건너뛰고 처음부터 PET 검사를 받는 것을 전자제품 수리에 비유하면 이해하기 쉽다. 전자제품에 문제가 생기면 우선 설명서를 보면서 간단한 부분부터 점검을 해볼 것이다. 처음부터 모든 부품을 분해해 조사하는 고가의 수리를 맡기지는 않을 것이다. 그러나 정말 원인을 찾을 수 없거나 부품 교체가 필요한 경우에는 고급 점검과 고가의 수리를 맡기게 된다.

치매가 의심된다고 처음부터 PET 검사를 받는 것은, 전자제품이 고장났다고 바로 전문가에게 전체 분해를 맡기는 것과 같다. 비용과 시간을 낭비할 수 있고, 결국 아무 이상도 발견되지 않아 헛수고로 끝날 가능성도 있다.

지금까지 살펴본 것처럼 치매 진단에 필요한 것은 **의사의 문진과 진찰, 그리고 어느 병원에서든 가능한 혈액 검사와 필요할 경우 한 번의 CT 또는 MRI 검사다.** 이 모든 과정은 보험 진료 범위 안에서 이루어진다.

비급여로 시행되는 특수 유전자 검사나 PET 검사는 대개 필요하지 않다. 물론 앞으로 치료제 개발이나 보험 기준 변경에 따라 상황은 달라질 수 있다. 그러나 현재로서는 이 정도만으로 대부분 충분하다.

정말 필요한 검사

- 의사의 문진과 인지 기능 검사

- 신체 진찰

- 어디서나 가능한 일반적인 혈액 검사

- 증상에 따라 뇌 CT 또는 MRI

(위 항목은 모두 보험 진료로 진행된다)

정말 필요한 약

➡ 가격이 부담되지 않는 두 종류 약만

먼저 치매 약에 대해 이야기하기 전에, **치매 치료에서 약 이외의 요소가 매우 중요하다**는 점을 강조하고 싶다. 의학적으로 치매 환자는 다른 질환을 함께 앓고 있는 경우가 많다. 고혈압, 당뇨, 폐 질환처럼 동반된 건강 문제를 그때그때의 몸 상태와 상황에 맞게 관리하는 일은, 치매 자체를 치료하는 것만큼 혹은 그 이상으로 중요하다.

몸 상태가 좋지 않으면 집중이 잘되지 않거나 머리가 잘 돌아가지 않는 경험을 누구나 해봤을 것이다. 치매 환자도 마찬가지다. 이미 영향을 받고 있는 **인지 기능은 다른 질환이 적절히 치료되지 않으면 더 쉽게 저하된다.**

또한 치매는 진행성 질환으로, 시간이 지나면서 증상이 변한다는 점도 잊어서는 안 된다. 따라서 **정기적인 재평가를 통해**

그 시점의 증상에 맞는 케어와 지원을 제공하는 것이 중요하다. 낙상 예방을 위한 주거 환경 조정이나 일상생활에서의 도움 등, 다양한 형태의 케어가 필요하다.[1]

이런 전제가 갖추어져야 비로소 치매 약의 역할이 제대로 자리 잡는다.

이제 본론으로 들어가, '정말 필요한 약'에 대해 살펴보겠다.

✳ 치매 약은 매우 단순하다, 기본 약은 두 가지뿐

치매는 증상과 원인이 다양하고 복잡한 병이라고 느껴지기 때문에, 치료 역시 복잡하리라 생각하는 경향이 있다. 여기에 인터넷에서 '치매에 효과가 있다'고 홍보하는 각종 식품이나 영양제 광고까지 더해지면, 무엇이 정말 필요한지 혼란스러워지기 마련이다. 그러나 실제로는 치매는 검사뿐 아니라 치료에 사용되는 약도 매우 단순하다.

치매 증상을 완화하는 약은 크게 두 종류다. 바로 콜린에스테라

제 억제제와 메만틴이다. 두 약 모두 경구 복용이 기본이며, 일부는 패치형 제형도 있다. 또한 모두 보험 적용이 된다. 기본적으로 이 두 가지 약만 알고 있으면 충분하다.

이 약들은 알츠하이머형 치매에 효과가 있으며, 콜린에스테라제 억제제는 레비소체 치매에도 효과가 있는 것으로 알려져 있다. 사용 시기를 간단히 정리하면, 콜린에스테라제 억제제는 비교적 이른 단계에서, 메만틴은 치매가 더 진행된 단계에서 사용하는 약이라고 이해하면 된다.

✱ 일상생활 기능 향상과 사망률 감소 효과도

기존 연구에서는 이런 약들이 인지 기능 저하의 속도를 늦추고, 일상생활 기능이나 행동 증상을 개선하는 데 도움이 된다는 사실이 나타났다. 예를 들어, 한 연구[2]에서는 중증 치매 환자에게 이런 약을 사용했을 때 증상이 완화되고 일상생활의 질이 향상되었다고 밝혔다. 사망률 감소와의 관련성도 보고된 바 있다.

최근의 장기 연구[3]에서는 실제 진료 현장에서 이런 약이 어떤 효과를 보이는지도 분석되었다. 스웨덴에서 알츠하이머형 치매로 진단된 약 1만 명을 평균 5년간 추적한 연구에 따르면, 콜린에스테라제 억제제를 사용한 사람들은 사용하지 않은 사람들에 비해 인지 기능 검사 결과가 지속적으로 더 좋았다.

또 다른 연구[4]에서는 약 14년에 걸친 추적 결과, 약을 사용한 환자에서 생존율이 더 높았고 인지 기능 검사 결과 역시 더 양호한 것으로 나타났다. 다만 이런 연구들은 관찰 연구이기 때문에, 알려진 요인들은 조정했지만 보이지 않는 요인의 영향을 완전히 배제할 수는 없다는 점에는 주의가 필요하다.

✳ 치매 약은 벽 페인트가 벗겨지는 것을 막는 도료

이런 약들은 증상의 진행을 완전히 멈추게 하지는 못하지만, 진행 속도를 늦추고 삶의 질을 유지하는 데 도움을 준다. 부작용 때문에 사용이 어려운 경우도 없지는 않지만, **비교적 부**

작용이 적고 보통 사람들이 감당할 수 있는 비용으로 사용할 수 있다는 점도 장점이다. 오래전부터 사용되어 온 약이지만, 여전히 충분히 검토할 가치가 있는 치료라고 할 수 있다.

이 약과 뇌의 관계를 집의 외벽에 비유해보자. 시간이 지나면 벽의 페인트는 조금씩 벗겨지기 마련이다. 특별한 도료를 바른다고 해서 벽이 영원히 새것처럼 유지되지는 않지만, 페인트가 벗겨지는 속도를 늦추고 외관을 더 오래 유지하는 데는 분명히 도움이 된다.

치매 치료 약도 마찬가지다. 치매를 완전히 고치는 것은 어렵지만, 진행을 완만하게 하고 일상생활을 조금이라도 더 수월하게 만드는 역할을 한다.

✳ 최근 화제의 신약 효과와 부작용

앞서 소개한 약들 외에도, 최근에는 새로운 항체 제제가 주목받고 있다. 이 약들은 알츠하이머형 치매의 원인 중 하나로 알려진 아밀로이드 베타를 표적으로 삼는다. 대표적인 예로

레카네맙, 도나네맙 등이 있다.

이 약들은 모두 주사제로, 경도 인지 장애(MCI)나 초기 알츠하이머형 치매에서 병의 진행을 소폭 늦춘다는 보고가 있다.[5]

동시에 주의해야 할 부작용도 있다. 특히 'ARIA(아밀로이드 관련 영상 이상)'라 불리는, 뇌 MRI에서 확인되는 뇌 부종이나 미세 출혈 같은 이상 소견이 나타날 수 있다.[5,6]

또한 이 약들은 매우 고가이므로 치료에 드는 비용 부담이 크다. 그 타당성이나 장기적인 비용 대비 효과는 아직 명확하지 않다.[7]

이런 점들을 종합하면, 새로운 항체 제제는 치매 치료의 가능성을 넓혀주고 있지만 해결해야 할 과제도 산적해 있다. 향후 연구 결과를 기대할 부분은 분명히 있으나, 현재로서는 기존 치료 약과 동일한 수준으로 권장할 단계라고 보기는 어렵다.

✱ 약을 적절히 사용하면 그 사람다운 삶을 충실히 보낼 수 있다

치매 치료와 돌봄은 개인에 특화된 맞춤형 접근이 필요하다. 약의 효과와 필요성도 사람마다 다르므로, 주치의와 충분히 상의하며 치료 방향을 결정하는 것이 무엇보다 중요하다.

정리하면, 현재 기준에서 '정말 필요한 약'으로 꼽을 수 있는 것은 콜린에스테라제 억제제와 메만틴, 이 두 가지다. 이번 장에서는 자세히 다루지 않았지만, 치매에서 나타날 수 있는 우울 증상이나 행동 이상에 대해 항우울제나 항정신병약을 사용하기도 한다. 이런 약들 역시 모두 보험 진료 범위 안에서 사용된다. 앞으로 연구 결과에 따라 새로운 항체 제제가 여기에 추가될 가능성도 있다.

부작용 등의 이유로 약을 사용하기 힘든 사람도 있다. 그러나 약을 적절히 활용하고 전문가와 가족이 함께 협력해 치료를 이어간다면, 치매가 있어도 그 사람다운 삶을 충실히 살아가는 경우가 적지 않다는 점은 분명히 말할 수 있다.

정말 필요한 약

- 콜린에스테라제 억제제

- 메만틴

- 행동 이상에는 항우울제나 항정신병약을 사용하기도 함

정말 필요한 간병 준비

➡ 단계에 따라 무리 없이 조금씩

치매 환자는 스스로 일상생활을 온전히 해내기 어렵다. 다시 말해, 누군가의 도움이 필요하다는 뜻이다. 그 도움을 어디에서 받을 것인지는 크게 자택과 시설로 나눌 수 있다. 여기서는 우선 집에서 돌보는 경우를 전제로 이야기를 풀어보려 한다.

가족 중 치매 환자를 집에서 돌보기로 결정하면, 가장 먼저 떠오르는 걱정은 "도대체 무엇을 준비해야 할까?"라는 질문일 것이다. 어떤 물건과 서비스가 필요하고, 집안 환경은 어떻게 바꾸어야 할지 생각하다 보면 막막해질 수 있다.

하지만 실제로는 치매라고 해서 모두 같은 준비가 필요한 것은 아니다. 증상의 진행 속도나 가족의 상황, 집안 환경에 따라 필요한 지원이 크게 달라진다. 핵심만 알아두면 생각보다 복잡하지 않다는 점을 느낄 수 있다.

✳ 먼저 치매의 단계를 파악하자

재가 돌봄을 준비할 때 도움이 되는 중요한 관점은 IADL(수단적 일상생활 동작)에서 BADL(기본 일상생활 동작)로 점차 지원의 범위가 넓어지는 흐름을 이해하는 것이다.

IADL은 일상생활을 유지하는 데 필요한 비교적 복잡한 활동을 말한다. 예를 들면, **장보기, 요리, 세탁, 금전 관리, 전화 통화, 대중교통 이용, 약 복용 관리** 등이 여기에 해당한다. 반면 BADL은 더 기본적인 신체 활동으로, **식사, 배설, 옷 갈아입기, 목욕, 이동, 몸단장**과 같은 신변 처리 행동을 의미한다.

이 흐름은 아이의 성장을 거꾸로 떠올리면 이해하기 쉽다. 아이는 처음에는 식사나 옷 갈아입기 같은 기본적인 동작부터 배우고, 성장하면서 혼자 심부름하거나 요리를 돕고, 돈을 관리할 수도 있게 된다. 처음에는 많은 도움이 필요하지만, 점점 혼자 하는 능력이 생긴다.

치매는 이와 반대의 과정을 밟는다. 즉, 돈 관리나 요리 같은 비교적 고도의 활동(IADL)부터 어려워지고, 시간이 지나면서 식사나 옷 갈아입기 같은 기본적인 활동(BADL)에도 도움이 필요해진다.

다른 말로 하면, 육아는 시간이 지날수록 도움의 손이 줄어드는 과정이지만, 돌봄은 서서히 필요한 지원이 늘어나는 과정이다. 이렇게 이해하면 처음부터 모든 것을 준비해야 한다는 부담에서 벗어나, 단계에 맞추어서 차분히 준비해도 되니 조금은 여유를 가질 수 있다.

✳ 조금 복잡한 행동이 어려워지기 시작하면

치매 초기에는 먼저 IADL이라 불리는 비교적 복잡한 활동이 어려워지기 시작한다. 옷 갈아입기나 배설처럼 기본적인 동작보다, 금전 관리나 복약 관리와 같은 일은 더 높은 수준의

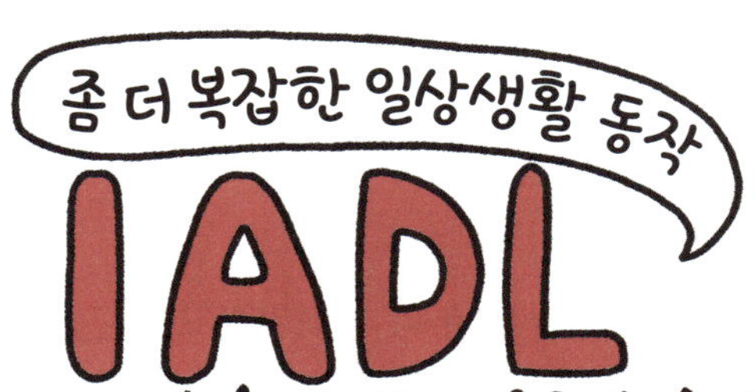

좀 더 복잡한 일상생활 동작
IADL
Instrumental Activities of Daily Living

식사 준비

장보기

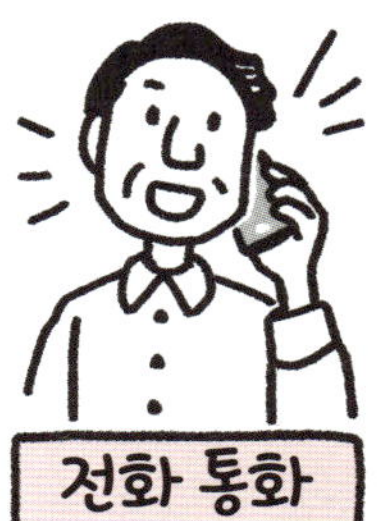

전화 통화

세탁

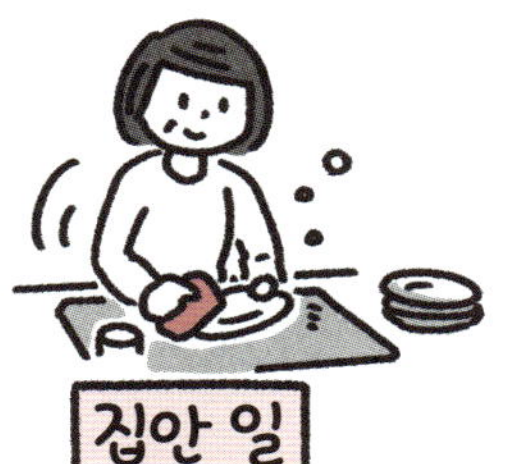

집안 일

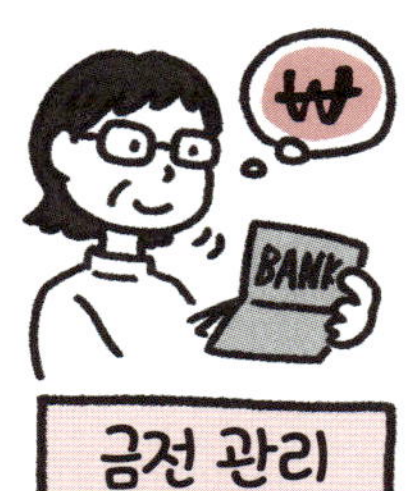

BANK
금전 관리

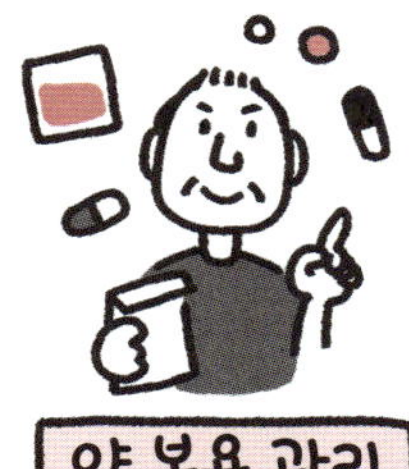

약 복용 관리

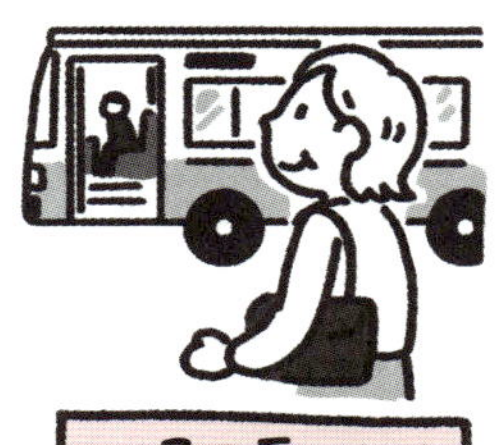

대중교통 타기

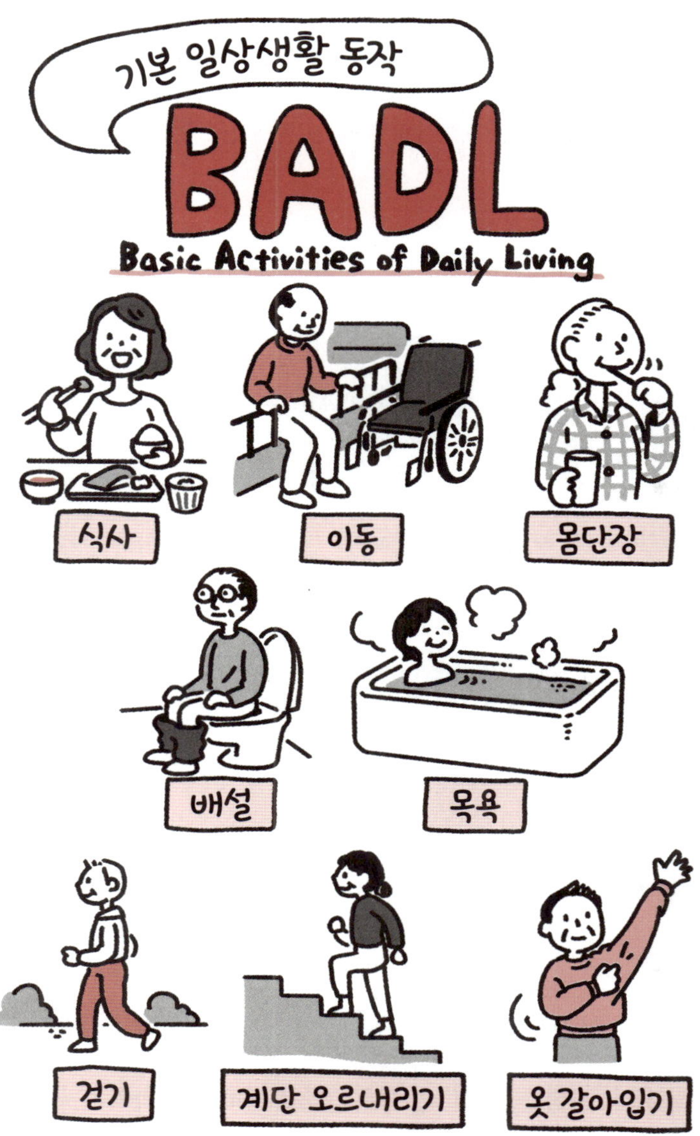

기본 일상생활 동작
BADL
Basic Activities of Daily Living
식사
이동
몸단장
배설
목욕
걷기
계단 오르내리기
옷 갈아입기

인지 기능이 필요해 치매 초기부터 문제가 되기 쉽다. 원래도 번거롭게 느껴질 수 있는 동작인데, **치매가 진행되면 순서를 계획하는 능력이나 기억력이 저하되면서 한층 더 부담이 커진다.**

하지만 이처럼 주로 IADL만 어려운 시기에는, 특수한 요양용품을 서둘러 준비할 필요는 없다. NPO, 민간 기업, 지역 주민 봉사 등 다양한 **지역 생활 지원 서비스와 가족의 협력만으로도 충분히 대응할 수 있는 경우가 많다.**

예를 들어, 장보기가 힘들다면 **인터넷 쇼핑몰이나 생협 같은 배송 서비스를 이용하고,** 요리의 일부를 외주로 맡기거나 간단한 반찬을 활용하는 등 생각보다 다양한 방식으로 조정할 수 있다.

같이 사는 가족이 없다면 생활을 지원해주는 방문 요양이 필요할 수 있다. 방문 요양은 단시간의 도움부터 24시간 상주 형태까지 폭넓게 선택할 수 있지만, 이 단계에서는 청소나 세탁처럼 집안일을 보조하는 서비스만으로도 충분한 경우가 많다. **복약 관리가 어렵다면 방문간호를 통해 간호사의 도움을 받을 수도 있다.**

이 시기에 '집을 전면적으로 개조해야 하는 건 아닐까?'하고
서두르는 사람도 있지만, 실제로는 그럴 필요가 없는 경우가
적지 않다. 넘어질 위험이 크거나 현관 턱이 지나치게 높은
등 명확한 불편이 없다면, 주거 환경 조정은 환자의 상태 변
화에 맞추어서 단계적으로 진행해도 늦지 않다.

✳ 일상생활 동작이 어려워졌다면

치매가 진행되면 어느 시점부터는 더 기초적인 일상생활동작
인 BADL이 어려워진다. 식사, 배설, 옷 갈아입기, 목욕, 이동,
몸단장 같은 행동이 여기에 해당한다. 이런 동작이 힘들어지
기 시작하면 일정 수준의 간병용품과 돌봄 서비스가 필요해
질 가능성이 커진다. 그렇다고 해서 '가족이 전부 준비하고
모든 걸 직접 해결해야 한다'는 뜻은 아니다.

예를 들어, **장기요양보험을 이용하면 환자용 침대, 휠체어, 보
행기 같은 복지용구를 대여할 수 있다.** 직접 구매하면 비용 부
담이 큰 물품도 요양 등급이 인정되면 비교적 적은 부담으로

사용할 수 있다. 직접 구매해야 하는 물품이나 소모품도 구매 비용에 대해 일부를 지원받을 수 있는 제도가 마련되어 있다.

이 단계에서 많은 사람이 "무엇을 도입해야 할지 모르겠다", "가족이 어디까지 감당해야 할까" 하고 고민한다. 그럴 때는 혼자 판단하려 하지 말고 **먼저 국민건강보험공단 지사나 지역 치매안심센터에 상담을 신청해 장기요양보험 담당자와 연결되는 것**부터 시작하면 좋다. 치매 간병과 서비스 이용에 대해서는 장기요양 제도를 잘 아는 담당자나 사회복지사에게 상담하는 것이 가장 도움이 된다. 이들은 치매의 진행 정도와 가족 구성, 주거 환경을 종합적으로 고려해 어떤 장기요양 서비스를 어느 정도 이용하는 것이 적절한지 조언해 준다.

가족의 요구와 부담을 솔직하게 전달하면, 예를 들어 "주야간보호센터 이용을 주 1회 추가하자", "목욕은 방문목욕 서비스를 이용하자", "요양 침대 설치 위치를 다시 검토하자"와 같은 구체적인 돌봄 계획을 제안받을 수 있다. 치매 간병은 가족만의 책임으로 떠안기 쉬운데, 장기요양 제도와 전문가의 도움을 적절히 활용하면 부담을 크게 줄일 수 있다.

또, 집에서 돌보는 경우에도 **주야간보호센터를 정기적으로 이용하거나, 필요할 때 단기보호 서비스를 조합하는 것도** 하나의 선택지다. 치매 환자는 외부와의 소통 기회가 줄어들면 증상이 더 빠르게 악화될 수 있다는 점도 고려해야 한다.

주야간보호센터에서는 레크리에이션과 인지·신체 기능훈련, 식사와 목욕 서비스 등을 받을 수 있고, 가족에게는 잠시 숨을 고를 수 있는 시간이 된다. 단기보호는 일정 기간 시설에 입소해 숙박하며 돌봄을 받는 서비스로, 보호자의 사정이나 돌봄 공백이 생길 때 유용하다. 집에서만 버티려 하기보다 이런 서비스를 적절히 활용하는 편이, 오히려 가정에서의 생활을 더 오래 유지하는 데 도움이 될 것이다.

주거 환경 조정 역시 **장기요양보험을 활용할 수 있다. 손잡이 설치, 문턱이나 바닥 단차 해소, 미끄럼 방지 바닥재로의 교체 등이 대표적이다.** 이동식 화장실이나 경사로를 사용하면 화장실 사용과 이동이 한결 수월해지고, 가족의 부담도 줄어든다. 중요한 점은 '지금 당장 전부 갖추어야 한다'라고 서두르지 않는 것이다. 이런 준비 역시 사회복지사와 상의하면서 현재 상태에 맞게 단계적으로 진행하면 된다.

치매 환자 간병은 흔히 힘들다고 이야기하지만 제도와 서비스가 잘 갖추어진 환경에서는 필요 이상으로 불안해할 필요가 없다. 집에서의 돌봄은 가족의 부담이 따르지만, 치매 환자에게는 익숙한 공간에서 '안정감'을 줄 수 있다는 큰 장점이 있다. 장기요양보험 제도를 적절히 활용하면서 무리가 없는 범위에서 생활 리듬을 유지하는 것이, 환자뿐 아니라 가족의 마음에도 여유를 준다.

무엇부터 시작해야 할지 막막할 때는, 우선 사회복지사에게 상담해보길 권한다. 육아와 마찬가지로 재가 돌봄 역시 어려운 순간이 오기 마련이지만, 전문가와 함께 한 걸음씩 준비해 나가는 것이 가장 현실적인 방법이다.

- IADL에서 BADL로 이어지는 흐름을 의식하며 마음의 준비를 한다

- 기본적으로 사회복지사와 '한 팀'이 되어 준비한다

- 장기요양보험으로 이용할 수 있는 대여용구, 주야간보호 센터와 단기보호 서비스, 주거 환경 조정 등을 단계적으로 활용한다

정말 필요한 시설

→ 장기요양기관 또는 치매안심센터의 사회복지사, 의료사회복지사와 상담

치매가 진행되면 어느 순간, '이제는 집에서 모시는 게 힘들어질지도 모르겠다'라고 느끼는 때가 찾아온다. 가족으로서는 가능한 한 집에서 돌보고 싶다고 생각하면서도, 간병 부담이 점점 커질 것이라는 불안도 함께 커지기 마련이다. 또는 부모가 멀리 떨어져 혼자 살고 있어 함께 사는 것 자체가 현실적으로 어려운 경우도 있다.

이처럼 재가 돌봄에 한계를 느끼기 시작할 때 **선택지로 떠오르는 것이 요양시설이다. 요양원, 치매전담형 요양시설, 노인요양공동생활시설, 노인주거복지시설** 등 다양한 형태의 시설이 있지만, 막상 알아보려 하면 "어떤 시설이 우리 가족에게 맞을까?", "비용은 어느 정도 들까?" 같은 의문이 끝없이 이어진다. 여기서는 치매 환자가 시설 이용을 고려하게 되는 일반적인 흐름과 시설 선택 시 기본적으로 염두에 두면 좋은 관점을 살펴보고자 한다.

시설 이용을 고민하게 되는 대표적인 이유 중 하나는 입원 이후의 퇴원 문제다. 큰 병이나 사고로 입원해 치료는 마쳤지만, 이전과 달리 치매 증상이나 신체 기능이 저하되어 집으로 돌아가도 충분한 돌봄 체계를 갖추기 어려울 때가 있다.

이런 상황에서는 **병원의 담당 의사나 의료사회복지사와 상의하며, 퇴원 후 생활을 어떻게 이어갈지에 대한 정보를 차근차근 모아보는 것이 좋다.** 대부분의 병원에는 퇴원을 지원하는 창구가 마련되어 있어, 퇴원 후 갈 수 있는 시설이나 돌봄 방식에 대한 상담을 받을 수 있다.

환자의 치매 증상과 신체 기능 회복 정도를 종합적으로 고려해, 재가 돌봄이 현실적으로 어렵다고 판단되면 현재 상태에 가장 적합한 시설을 함께 검토해준다.

한편, 재가 돌봄을 이어가는 과정에서 '이제는 시설을 고려해야 할 시점이 아닐까'라는 생각이 들 때가 있다. 이럴 때는 **그동안 돌봄을 함께해 온 사회복지사와 먼저 의논해보자.** 사회복지사는 환자가 일상생활에서 어느 정도의 도움이 필요한지, 가족이 감당할 수 있는 간병 부담의 범위가 어디까지인지 등을 비교적 잘 파악하고 있다.

"지금 상태라면 서비스 조정을 통해 당분간 집에서 지낼 수 있다"거나 "가족의 부담이 한계에 가까워졌다면 시설을 빨리 찾는 게 좋겠다"와 같은 현실적인 조언을 들을 수 있을 것이다.

시설을 찾는 과정에서는 지역의 치매안심센터나 시·구·군 고령자 복지 담당 부서와 연계해 도움을 받을 수도 있다.

✱ 어떤 시설을 선택할 것인가?

치매환자의 경우 신체 상태의 악화보다는 돌봄 요구도의 증가가 입소 결정을 내리는 데 중요한 이유가 된다. 문제행동, 보호자의 건강 악화, 부담이 증가한다는 느낌, 인지기능 감퇴 등의 문제들이 더해져서 환자를 요양시설로 입소시키는 결정을 내리게 된다.

치매환자를 위한 여러 시설들은 이름도 다양하며 기능도 약간씩 차이가 있다. 시설이라고 모두가 치매환자에게 적당한 것이 아니며, 병의 경과에 따라 적절한 시설이 달라질 수 있다는 것을 알아야 한다.

중앙치매센터에서 발간한 『2024 나에게 힘이 되는 치매 가이드북』을 살펴보면 대략적인 정보를 확인할 수 있다.[*]

주·야간 보호시설은 일정기간 동안 보살핌이 필요하며 심신기능 유지와 향상이 필요한 치매환자에게 적합하다(주·야간 보호 내 치매전담실 포함).

단기보호시설은 부득이한 사정에 의해 일시적으로 보호가 필요한 치매환자에게 적합하다.

노인요양시설은 안정적인 상태를 유지하고 있는 치매환자에게 적합하다. 노인성질환 등으로 심신에 상당한 장애가 발생하여 도움이 필요한 어르신에게 급식·요양과 그 밖에 일상생활에 필요한 편의를 제공한다(요양시설 내 치매전담실이 포함).

---

[*] 해당 부분의 내용은 원서에는 없는 것으로 『2024 나에게 힘이 되는 치매 가이드북』를 참고해 한국출판사에서 추가한 내용입니다. 해당 자료는 중앙치매센터 홈페이지 자료실에서 다운받을 수 있습니다(https://www.nid.or.kr/info/dataroom_view.aspx?bid=285).

노인요양공동생활가정은 심신에 장애가 발생해 가정과 같은 주거 여건과 급식, 요양과 일상생활에 편의가 필요한 치매환자에게 적합하다(치매전담형 노인요양공동생활가정 포함).

요양병원은 지속적으로 의료적 처치와 관찰이 필요한 치매환자에게 적합하다(치매전문병동 포함).

내가 이용할 수 있는 장기요양기관을 찾아보려면 〈국민건강보험 노인장기요양보험-알림·자료실-장기요양기관 검색〉에서 확인할 수 있다.

운영 주체에 따라 차이가 크기 때문에, 가능하다면 직접 방문해 시설 분위기나 직원들의 대응을 확인하는 것이 중요하다. 물론 어느 곳을 선택하든 가장 중요한 기준은 결국 '본인에게 맞는 환경인가'이다. 치매의 경우 생활 환경이나 인간관계의 변화가 증상에 영향을 주는 일이 적지 않기 때문이다.

그렇다고 해도 "혼자서 알아보려니 어디가 좋은지 도무지 판단이 서지 않는다"라고 느끼는 사람이 많을 것이다. 이런 상황에서 의료·돌봄 전문가와의 연계는 큰 도움이 된다. **입원 중이라면 병원의 의료사회복지사가, 재가 돌봄이라면 사회복지**

사가 상담 창구가 되어 적합한 선택지를 제안하고 조정을 도와
준다.

시설 선택은 가족에게 심리적 부담이 크게 느껴질 수 있는
문제다. 언제나 완벽한 답을 찾아내는 것이 쉬운 일은 아니
다. 그러나 모든 결정을 혼자 책임지려 할 필요는 없다. 어려
울 때는 전문가의 도움을 받고, 함께 고민하며 조율해 나가
는 과정 자체가 중요하다. 그렇게 한 걸음씩 선택해 나가다 보
면, 치매 환자가 안정적으로 생활할 수 있는 곳을 찾을 수 있
을 것이다.

정말 필요한 시설

- 각 시설에는 장점과 단점이 있다
- 입원 중이면 의료사회복지사에게, 재가 돌봄이면 담당 사
  회복지사에게 상담하자

정말 필요한 입원

**→ 중증 질환일 때만,
검사를 위한 입원은 피한다**

가족에게 치매 증상이 보이기 시작하면, "입원비도 크게 부담되지 않으니 차라리 입원해서 한꺼번에 검사를 받는 편이 낫지 않을까?"라고 생각하는 사람도 있다. 실제로 나 역시 일본에서 근무하던 시절 "입원해서 모든 검사를 받을 수는 없나요?"라는 요청을 여러 차례 받았다.

물론 정확한 진단과 적절한 치료를 위해 의료기관을 찾는 것은 중요하지만, '치매 검사를 위한 입원'을 쉽게 선택해서는 안 되는 분명한 이유가 있다.

✳ 입원이 초래하는 스트레스

통원 검사와 달리 입원을 하게 되면, **환자는 익숙하지 않은 병원이라는 환경 속에서 불안을 안고 생활해야 한다.** 그것만으로도 상당한 정신적 부담이 된다.

병원이나 병실의 구조에 따라 차이는 있지만, 창문도 없이 **커튼과 벽으로만 구획된 좁은 공간에서 거의 24시간을 보내야 하는 경우도 많다.** '검사를 위한 입원'의 경우 신체적으로 아무 이상이 없는데도 이런 생활을 강요받는다.

더구나 병원에서는 환자의 상태를 세밀하게 관찰하기 위해 한밤중에 혈압이나 맥박을 측정하거나, 이른 아침부터 채혈을 하기도 한다. 옆 침대의 환자가 밤중에 갑자기 소란을 피울 수도 있고, 새벽 두 시에 새로운 환자가 입원해 들어오는 일도 드물지 않다.

이처럼 **잠을 제대로 잘 수 없고 밤낮의 생활 리듬이 흐트러지기 쉬운** 환경은 환자의 스트레스를 더욱 키우는 요인이 된다.

✳ 치매 환자의 스트레스 그릇은 넘치기 쉽다

사람마다 스트레스를 받아들이는 '그릇'이 있고, 그 그릇의 크기도 다르다. 몸과 마음에 가해지는 스트레스는 그 그릇에 부어지는 물이라고 할 수 있다. 신체적으로 건강하고 뇌 기능에도 문제가 없는 경우에는 그릇이 비어 있는 상태이기 때문에, 어느 정도의 스트레스가 더해지더라도 쉽게 넘치지 않는다. 하지만 **치매를 앓고 있는 환자는 치매라는 병으로 인해 이미 그릇에 일정량의 물이 담겨 있는 상태다.** 이런 상황에서 입원을 하면 커튼으로 나뉜 좁은 공간에서 지내야 하는 스트레스, 수면이 방해되는 스트레스 등 물이 계속해서 추가로 부어진다. 그 결과, 그릇은 순식간에 넘쳐버린다. 그릇에서 물이 넘치는 순간, 뇌는 급격한 혼란 상태에 빠지며 갑자기 난동을 부리거나, 반대로 의식이 깊이 가라앉아 혼수상태에 빠진듯한 모습을 보이기도 한다.

이처럼 스트레스가 그릇의 용량을 초과해 정신 상태가 급격히 변하는 상태를 '섬망'이라고 한다. **섬망은 사망률 증가나 인**

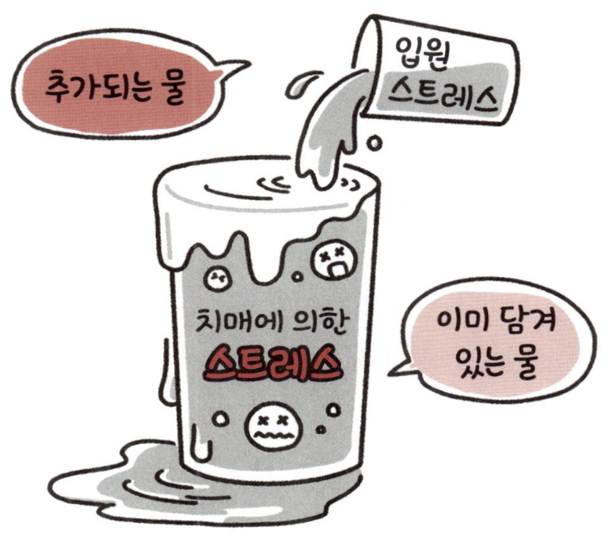

지 기능의 추가적인 저하와 밀접한 관련이 있다.[1-4] 즉, 입원 그 자체가 섬망을 유발하는 계기가 될 수 있으며, 이는 치매 환자에게 큰 스트레스를 주고 치매를 더욱 빠르게 악화시킬 위험을 내포하고 있다는 뜻이다.

치매 검사와 관련해 말하자면, **입원하지 않으면 안 되는 검사는 사실상 없다.** 인지 기능 검사, 혈액 검사, 뇌 영상 검사(CT나 MRI) 등은 모두 통원 진료로 충분히 받을 수 있다.

물론 병원에 여러 번 오가는 것이 번거롭다는 현실적인 사정이 있을 수는 있다. 그러나 익숙한 집에서 지낼 수 있다는 안도감은 그 어떤 편의성과도 쉽게 바꿀 수 없는 가치다. 가족들은 막연히 병원이 더 안전할 것으로 생각하겠지만, 환자 본인에게는 그렇지 않은 경우가 많다. **섬망이라는 큰 위험이 존재하는 이상, 필요성이 낮은 입원은 되도록 피하는 편이 바람직하다.**

따라서 의사가 "일단 입원해서 자세히 검사해 봅시다"라고 말하거나, 보호자나 본인이 그렇게 생각해도, '그 입원이 정말 필요한가'를 한 번 더 차분하게 따져볼 필요가 있다. 적어도 **나는 내 부모에게 치매가 생긴다면 단순히 검사를 받기 위한 입원은 권하지 않을 것이다.**

그렇다면 정말로 입원이 필요한 경우는 언제일까. 예를 들어, 집에서 지내던 중 갑자기 상태가 이상해지거나 몹시 혼란스러워하는 변화가 나타난다면, 그 이면에 입원이 필요한 문제가 숨어 있을 가능성도 있다. 다만 이 경우에도 '어디로 가느냐'가 중요하다.

✱ 바로 정신과로 가기 전에 생각해볼 일

치매를 앓는 가족이 갑자기 이상한 말을 하거나 심하게 혼란스러워하는 모습을 보이면, 사람들은 가장 먼저 정신과 진료를 떠올린다. 하지만 일단은 '그릇과 물'의 비유를 다시 떠올려 보자. 그릇에서 물이 넘치면 사람은 난폭해지거나 극심한 혼란 상태에 빠질 수 있다고 했다. 여기서 중요한 점은, 그릇에 더해지는 '물'이 반드시 정신적 스트레스만을 의미하지는 않는다는 사실이다. 신체적 스트레스 역시 포함된다.

예를 들어, 폐렴에 걸려 숨을 쉬기 힘들고 가슴에 통증이 생기면, 그 자체로 강한 신체적 스트레스가 가해지면서 그릇의 물이 넘칠 수 있다. 사람들은 흔히 폐렴에 걸리면 당연히 열이나 기침이 나타난다고 생각한다. 그러나 치매를 앓는 고령자의 경우, 열이나 기침을 유발하는 뇌의 조절 기능이 제대로 작동하지 않아 이런 전형적인 증상이 나타나지 않는 경우가 있다. 대신 그릇의 물이 넘쳐서 혼란이 나타난다. 이것이 폐렴이 원인인 섬망이다.

이럴 때 가족은 '치매가 갑자기 심해졌다'고 생각하는데, 사실은 그게 아니다. **과도한 스트레스로 인해 일시적으로 혼란 상태에 빠진 것일 뿐이며**, 그 스트레스의 정체가 바로 폐렴인 것이다. 그렇다면 이 혼란에 대한 치료는 심리치료나 정신과 약물이 아니다. 응급의학과나 내과에서 폐렴을 찾아내고, 적절한 항생제 치료를 하는 것이 근본적인 해결책이다.

이렇듯 **'갑작스러운 정신 상태의 변화를 곧 정신과적 문제'라고 단정하는 것은, 치매 환자뿐 아니라 고령자의 다른 질환에서도 성급한 판단이 되는 경우가 많다.**

요로감염이나 심근경색과 같은 신체 질환이 계기가 되어 혼란이나 의식 저하 같은 섬망 증상이 나타나는 일도 흔하다. 특히 고령자나 치매 환자는 신체 질환이 있어도 전형적인 증상이 드러나지 않는 경우가 많다. 이러한 변화를 단순히 '치매가 심해졌다'라고 넘겨버리면 치료 시기를 놓쳐 증상이 악화되거나 생명이 위태로워질 수도 있다.

따라서 **'정신적인 문제인가?'라고 느껴질 만큼 급격한 변화가 나타나도, 먼저 응급의학과나 내과에서 신체적 원인이 없는지 확인하는 것이 중요하다.** 필요한 치료를 적절히 받으면 증상이 안정되고, 불필요한 입원을 피할 수 있다.

✳ 입원이 필요한지 여부를 판단하기 위해

물론 입원을 정말 해야 할 때도 있다. 심한 폐렴이나 골절, 심근경색처럼 신속하고 전문적인 치료를 하지 않으면 생명에 위협이 될 수 있는 상태다. **이런 경우에는 입원으로 인한 위험을 감안해도 입원하는 게 좋다고 판단할 수 있다.** 리스크를 인식하면 그 위험만이 머릿속을 채우기 쉽지만, 어떤 선택이든 중요한 것은 균형이다.

또한 뚜렷한 신체적 원인이 없어도 정신적 증상이 매우 심해져 가정에서의 돌봄으로는 대응이 어려운 상황이 생길 수 있다. 이런 경우에는 정신과 병원에서의 입원 치료가 필요한 사례도 분명 존재한다. 가족이 집에서 돌보는 데 한계에 부딪혔다면, 병원의 도움을 받는 것 자체를 주저할 필요는 없다.

다만 그런 증상이 일시적인 흥분이나 불안처럼 치매 환자에게 비교적 흔하게 나타나는 양상이라면, **약물치료나 돌봄 방식만 조정해도 가정에서 충분히 대응할 수 있는 여지가 있다.** 오히려 안이하게 "일단 입원시키자"는 선택을 하면, 앞서 살펴본 것처럼 생활 리듬이 무너지거나 섬망이 발생해 오히려 상태를 악화시킬 가능성이 커진다.

치매 환자의 입원을 고려할 때는 '무조건 입원시키는 게 좋다'거나 '절대 입원시키면 안 된다'와 같은 극단적이고 편향된 생각이 아니라 **'정말 입원이 필요한가. 필요하다면 어느 진료과에서 얼마 동안 필요한가'**를 차분하게 판단해야 한다. 신체적 질환이 숨어 있을 수도 있고, 정신적 보살핌이 더 철저하게 이루어져야 할 상황일 수도 있다. 여기서 중요한 것은 의료진과의 충분한 소통과 주변의 지원이다.

치매 환자는 자신의 몸 상태를 말로 잘 표현하지 못할 때가 있다. 따라서 가족이 '최근 잠을 잘 이루지 못한다', '화장실을 자주 간다'와 같은 **작은 변화를 기록해두었다가 진료 시 의료진에게 전달하면 큰 도움이 된다.** 이런 정보는 불필요한 입원을 피하는 데에도 중요한 단서가 될 수 있다.

또 **입원이 필요하다고 판단된 경우라도 가족과 의료진이 충분히 정보를 공유하고 환자의 상태를 자주 살피면** 합병증이나 섬망의 위험을 크게 줄일 수 있다.

한편, 내가 살고 있는 미국에는 'Hospital At Home(HaH)'이라는 흥미로운 제도가 있다. 발음은 '하아'에 가깝지만, 한숨과는 정반대의 의미를 지닌 시스템이다.

이는 입원 진료팀이 환자의 집을 방문해, 말 그대로 '집에서 입원 치료를 받는' 방식이다. 하루에 두 차례 수액 치료가 필요하다면 그 시간에 맞추어서 간호사가 방문하고, 24시간 돌봄이 필요한 경우에는 상시 돌봄 인력을 배치해 병원과 유사한 치료 환경을 가정 안에 마련한다. 이를 통해 입원 자체가 지니는 위험을 줄이면서, 꼭 필요한 치료에 집중할 수 있다. 이런 프로그램이 자리 잡는다면 치매 환자에게 매우 좋은 선택지가 될 것이다.

정말 필요한 입원

- 검사를 목적으로 한 입원은 개인의 상황에 따라 다를 수 있으나, 기본적으로 장점보다 단점이 크기 때문에 되도록 피하는 것이 좋다.

- 입원이 무조건 나쁘다는 것은 아니다. 생명을 위협할 수 있는 심각한 질환이 의심된다면 입원 치료가 필요하다.

정말 필요한 돈

→ 재가 돌봄에서는 건강보험·장기요양보험· 간병휴직 제도를 최대한 활용

치매 진단을 받으면 가장 먼저 떠오르는 불안 중 하나가 "앞으로 얼마나 돈이 들까?"라는 걱정이다. 미국에서는 일본이나 한국처럼 전 국민을 대상으로 한 장기요양보험 제도가 없어, 간병에 드는 비용의 상당 부분을 개인이 직접 부담해야 하는 경우도 드물지 않다.

반면 한국에는 국민건강보험과 노인장기요양보험이라는 공적 제도가 존재한다. 제도를 제대로 활용하면 가계의 직접적인 부담이 생각보다 크지 않을 수 있다. 물론 이용하는 서비스의 종류나 장기요양등급, 가족의 돌봄 상황에 따라 비용 차이는 발생하지만, 부담을 줄일 수 있는 제도적 선택지는 비교적 잘 마련되어 있다.

여기서는 치매 환자를 집에서 돌볼 경우 실제로 어떤 비용이 발생하는지, 그리고 그 비용을 최소한으로 관리하기 위한 기본적인 관점을 살펴본다.

먼저 이해해야 할 점은, '치매에 드는 돈'은 크게 세 가지로 나눌 수 있다는 것이다.[1,2] 첫째는 의료비, 둘째는 간병 서비스에 드는 비용, 셋째는 가족이 무상으로 제공하는 간병에 드는 비용이다.

재가 돌봄에 드는 돈 ❶ **의료비***

한국에서 치매 환자 1인당 연간 직접 의료비는 평균 약 1115만 원 수준으로 추산된다. 여기에는 치매 치료제 비용뿐 아니라 외래 진료비, 검사비, 입원비 등 치매 치료 전반에 필요한 의료비가 포함된다. 치매 환자는 폐렴, 요로감염, 낙상 등 합병증으로 입·퇴원이 반복되는 경우도 많아 개인에 따라 의료비 편차가 크다.

---

* 이 이후의 내용 중 한국에 관한 수치와 내용은 원서에는 없는 것으로 중앙치매센터, 『대한민국 치매현황 2024』를 참고해 한국출판사에서 수정했습니다. 해당 자료는 중앙치매센터 홈페이지 자료실에서 다운받을 수 있습니다 (https://www.nid.or.kr/info/dataroom_view.aspx?bid=317).

다만 이 의료비 전액을 환자나 가족이 부담하는 것은 아니다. **국민건강보험 체계를 통해 의료비의 대부분을 보장하고 있으며, 본인부담률은 일반적으로 10~30% 수준이다.** 또한 본인부담상한제가 적용되기 때문에, 미국처럼 의료비로 인해 가계가 파탄에 이르지 않도록 제도적으로 완충하고 있다.

재가 돌봄에 드는 돈 ❷ **장기요양 서비스 비용**

재가 치매 돌봄에서 실제 체감 부담이 커지는 부분은 의료비보다 장기요양 서비스 비용인 경우가 많다. 재가 돌봄이라 하더라도 주간보호센터, 방문요양, 방문간호, 방문목욕 등의 서비스를 병행하게 되기 때문이다.

중앙치매센터에 따르면 **2023년 기준 치매 환자 1인당 연간 장기요양비는 평균 약 1104만 원으로 추산된다.**

이 비용 역시 **노인장기요양보험이 적용되어 실제 본인부담률은 10~20% 수준이며,** 등급과 소득에 따라 감경이나 상한이 적용된다. 어떤 서비스를 얼마나 이용할지는 장기요양등급과 가족의 돌봄 여건에 따라 달라지므로, 계획을 세울 때 장기요양기관이나 사회복지사와의 상담이 비용 관리의 핵심이 된다.

 가족에 의한 돌봄 비용

세 번째가 가장 간과되기 쉬운 부분이다. 이는 흔히 **'비공식적 돌봄 비용'**이라고 불린다. **가족이나 친지가 직접 제공하는 돌봄, 즉 공적 서비스로 보이지 않는 간병에 들어가는 시간과 노력을 금전적 가치로 환산한 개념이다. 이 비용은 실제로 통장에서 빠져나가는 돈이 아닐 수도 있지만, 가계에는 분명한 손실로 작용한다.**

예를 들어, 가족이 간병 때문에 근무 시간을 줄이거나 휴직, 퇴직을 선택해야 한다면 소득 감소라는 경제적 손실이 발생할 것이다. 이것은 그런 비용까지 모두 합산한 금액이다.

일본 연구에 따르면 이런 '비공식적 돌봄 비용'은 알츠하이머형 치매 환자 1인당 연간 188만 엔, 치매 전체 요양 필요자 기

준으로는 380만 엔에 달한다고 보고했다.[1]

한국의 공식 통계에서는 보험 보장 범위에서 제외되는 가족 돌봄·간병 등 비공식 간병비는 1인당 연간 약 260만 원 이상으로 추산하고 있다.

결론적으로 중앙치매센터는 치매 환자 1인당 연간 관리 비용을 약 2639만 원으로 추산했다. 이 금액에는 직접 의료비, 직접 비의료비, 장기요양비, 그리고 가족 돌봄으로 인한 생산성 손실 비용이 함께 포함된다.

이렇게 보면, 건강보험과 노인장기요양보험이라는 **공적 제도가 갖추어져 있음에도 불구하고,** 치매 환자 가계가 실제로 부담하는 비용은 적지 않다. ① **치매 관련 진료비의 본인부담액과,** ② **장기요양서비스 이용에 따른 본인부담금, 여기에** ③ **비공식적인 간병 비용까지 고려하면 가계에 미치는 실제 부담은 더욱 커진다.** 이런 상태가 5년 이상 지속되면 누적 부담은 수천만 원대로 커질 수 있다.

그렇다면, 구체적으로 어떻게 비용을 줄여가면서 치매를 돌봐야 할까?

✳ 의료비와 간병 서비스 비용을 줄이는 방법

첫 번째인 의료비는, 한국에서는 국민건강보험 제도가 잘 갖추어져 있어 비용이 과도하게 커지는 경우는 드물다. 여기서 중요한 것은 불안감 때문에 **근거가 불분명한 고가의 검사나 비급여 위주의 치료에 필요 이상으로 돈을 쓰지 않도록 주의하는 것이다.**

두 번째인 간병 서비스 비용을 줄이기 위해서는 **노인장기요양보험 신청을 가능한 한 빨리 하는 것이 무엇보다 중요하다.** 실제 진료 현장에서 환자 가족을 만나보면 '장기요양보험이 있는 줄 몰랐다'는 사람도 드물지 않다. 우선 아는 것이 중요한 첫 단계다. 치매 증상이 걱정된다면 주치의나 전문의를 받아 정확히 진단을 받는 것이 좋다.

장기요양등급을 받으면 장기요양 담당 사회복지사와의 상담을

통해 공적 보험이 적용되는 서비스를 상황에 맞게 조합해 이용할 수 있다. 신청부터 등급 판정까지는 다소 시간이 걸리지만, 긴급한 경우에는 판정 전이라도 제한적으로 서비스를 이용할 수 있는 제도도 마련되어 있다.

또한 재가 돌봄을 선택할 경우, 복지용구 대여 제도를 적극 활용하는 것이 도움이 된다. 전동침대, 보행기, 안전손잡이 등을 개인이 직접 구매하면 부담이 크지만, 장기요양보험이 적용되는 대여나 구입 지원을 이용하면 비용을 크게 줄일 수 있다.

✳ 가족 돌봄 비용은 어떻게 할까?

세 번째인 가족 돌봄으로 인한 부담은 가장 다루기 어려운 문제일 수 있다. 우리나라에도 이를 완화하기 위한 제도로 가족돌봄휴직과 가족돌봄휴가 제도가 있다. 가족돌봄휴직은 간병이나 돌봄이 필요한 가족 1명당, 연간 최대 90일까지 무급 휴직할 수 있는 제도다. 휴직보다 짧은 기간(단기) 가족 돌봄이 필요할 때는 가족돌봄휴가 제도를 사용할 수 있는데, 연간 최대 10일까지 사용할 수 있다. 기간 제한이 있긴 하지만 이런 제도를 잘 활용하면 지원 체계를 갖추기 위한 시간을 확보할 수 있다.

본인도 가족도 집에서 생활하고 싶다는 희망이 있는 경우, 간병은 3개월로 끝나는 일이 아니다. 이러한 제도에도 아직 개선의 여지가 많다고 할 수 있다.

✳ 우선 치매안심센터로

지금까지 여러 비용과 제도를 살펴보며 '이걸 다 어떻게 기억하나'라는 생각이 들 수도 있다. 하지만 모든 것을 혼자 이해하고 판단할 필요는 없다. 전국 모든 **시·군·구에는 치매안심센터가 설치되어 있고,** 읍·면·동 행정복지센터에서도 장기요양보험과 돌봄 서비스에 대한 기본 상담을 받을 수 있다. 상담과 정보 제공은 무료이며, 필요하면 의료기관이나 장기요양기관과의 연결도 도와준다.

실제로 상담을 통해 '집수리나 복지용구도 보험 적용이 되는 줄 몰랐다', '생각보다 비용 부담이 크지 않아 안심했다'고 말하는 가족도 많다.

치매가 진행되어서 더 전문적인 관찰이나 의료적 케어가 필요해진 경우에는 시설 입소라는 선택지도 고려하게 된다. 노인요양시설이나 노인요양공동생활가정은 비교적 비용 부담을 덜 수 있는 선택지지만, 지역에 따라 대기 기간이 길 수도 있다. 반면 민간 요양시설 중에는 의료·재활 서비스를 강화한 곳도 있으나, 월 비용이 상당히 비싼 경우도 있어 서비스 내용과 비용의 균형을 신중히 살펴야 한다.

종합해 보면, 치매 돌봄에 드는 비용은 제도를 제대로 알고 활용하면 '막연히 걱정했던 것보다는 감당할 수 있었다'는 사례가 많다. **치매 초기부터 의료진, 사회복지사, 치매안심센터와 연결해 공적 제도를 적극 활용하는 것이 불필요한 지출을 줄이는 가장 확실한 방법이다.** 돈 쓰는 방식에는 여러 가지로 조정할 수 있는 여지가 있다는 사실을 먼저 알고, 그리고 무엇

보다 문제를 혼자 떠안지 않는다면 가족 전체를 안심시킬 수

있을 것이다.

치매에 걸려도 정말 필요한 건 이것뿐

- 정말 필요한 검사
  - ➡ 보험 진료 범위 안에서 할 수 있는 검사만 한다

- 정말 필요한 약
  - ➡ 가격이 부담되지 않는 두 종류 약만 쓴다

- 정말 필요한 간병 준비
  - ➡ 단계에 따라 무리 없이 조금씩 한다

- 정말 필요한 시설
  - ➡ 장기요양기관 또는 치매안심센터의 사회복지사, 의료사회복지사와 상담한다

- 정말 필요한 입원
  - ➡ 중증 질환일 때만, 검사를 위한 입원은 피한다

- 정말 필요한 돈
  - ➡ 재가 돌봄에서는 건강보험·장기요양보험·간병휴직 제도를 최대한 활용한다

나가며

이 책에서는 치매 위험을 높이는 생활 습관과 그 위험을 낮출 수 있는 선택과 행동에 대해 함께 생각해보았다. '들어가며'에서 언급했던 할아버지와 할머니의 서로 다른 운명 또한 단순한 결과가 아니라, 수많은 요인이 겹쳐 만들어졌다는 점을 느꼈을 것이다.

할아버지는 오랫동안 술과 담배를 즐기며 집안에서 보내는 시간이 많았다. 반면 할머니는 사교적인 성품으로 외출이 잦았고, 담배를 피우지 않았다. 이렇게 하루하루의 사소한 선택과 행동이 오랜 세월에 걸쳐 두 사람의 뇌에 서로 다른 '차이'를 만들어냈는지도 모른다.

치매에 걸리고 싶은 사람은 아무도 없을 것이다. 그렇다고 해서 '치매에 걸리지 않는 것'만을 목표로 인생을 살아가는 것 역시 바람직하다고는 할 수 없다. 중요한 것은 치매 예방 그 자체가 아니라, 당신이 어떤 삶을 바라며 무엇을 가치 있게 여기느냐다.

이 책에서 소개한 습관과 행동들은 반드시 모두 실천해야 하는 규칙이 아니다. 삶의 만족이나 보람을 희생하면서까지 억지로 따를 필요는 없다. 일상의 기쁨을 해치지 않는 선에서, 무리 없이 받아들일 수 있는 작은 것부터 시작하면 충분하다. 그런 작은 선택들이 비록 당장은 눈에 띄지 않더라도, 미래의 당신의 뇌를 지키는 소중한 한 걸음이 될 것이다.

아직 자신만의 가치관이나 삶의 보람을 명확히 찾지 못했다면, 잠시 멈추어 서서 차분히 생각해 보는 시간을 가져보길 권한다. 그리고 마음을 터놓을 수 있는 누군가에게 그 생각을 나누어보자. 그것은 훗날 치매에 걸리든 그렇지 않든, 당신의 인생을 더욱 풍요롭게 만들어줄 하나의 지침이 될 것이다.

인생은 선택의 연속이며, 그 선택들이 쌓여 우리의 미래를 만

들어 간다. 바꿀 수 있는 것과 바꿀 수 없는 것이 혼재한 가운데, 우리가 가진 가장 큰 자유는 '무엇을 소중히 여기며 살아갈 것인가'를 스스로 결정할 수 있다는 점이다.

이 책에 담긴 이야기들이 당신과 당신의 소중한 사람들의 미래를 지키고, 더 행복하고 충만한 삶으로 이어지는 데 도움이 된다면 그보다 기쁜 일은 없을 것이다. 당신의 인생이 당신 자신의 선택으로 다채로운 색이 입혀지길 진심으로 바란다.

마지막으로, 이 책이 세상에 나올 수 있도록 큰 도움을 주신 모든 분에게 깊은 감사의 마음을 전한다. 마쓰자키 이쿠코 씨(고단샤)와 함께 출판의 길을 걸었고, 신자토 유리코 씨는 매주 팟캐스트를 통해 아낌없는 아이디어와 이 책의 홍보로 힘을 보태주었다.

또한 지금의 나를 의사로 성장시켜 준 일본과 미국의 환자분들, 일본의 간병 제도 관점에서 감수를 맡아 준 시마카게 마나미 씨, 소중한 이야기를 나누어 이 책에 아름다운 색을 더해 준 고(故) 오사키 히로코 씨, 다시 한번 이 책에 등장해 준

하늘나라의 할아버지와 할머니에게도 감사드린다.

그리고 무엇보다도 집필 시간을 낼 수 있도록 묵묵히 지지해 준 아내와, 아직 두 살이지만 조용히 문을 닫으며 "아빠 일 열심히 해"라고 응원해 준 에밀리에게 고마움을 전하고 싶다. 여러분의 관심과 애정 덕분에 이 책이 완성될 수 있었다. 진심으로 감사한다.

야마다 유지

참고문헌

제1장 치매에 걸리는 사람의 생활습관

환기를 소홀히 한다

1. Out of the Frying Pan and Into the Fire: The Gas Stove Toxicity Debate | Environmental Health Sciences Center. 2024
2. Serafin P, Zaremba M, Sulejczak D, Kleczkowska P. Air Pollution: A Silent Key Driver of Dementia. Biomedicines. 2023;11(5):1477.
3. Abolhasani E, Hachinski V, Ghazaleh N, Azarpazhooh MR, Mokhber N, Martin J. Air Pollution and Incidence of Dementia: A Systematic Review and Meta-analysis. Neurology 2023;100(2):e242-254.
4. Chen H, Kwong JC, Copes R, et al. Living near major roads and the incidence of dementia, Parkinson's disease, and multiple sclerosis: a population-based cohort study. Lancet 2017;389(10070):718-726.
5. Heusinkveld HJ, Wahle T, Campbell A, et al. Neurodegenerative and neurological disorders by small inhaled particles. Neurotoxicology 2016;56:94-106.

집에 계속 앉아 있는다

1. Yan S, Fu W, Wang C, Mao J, Liu B, Zou L, Lv C. Association between sedentary behavior and the risk of dementia: a systematic review and meta-analysis. Translational Psychiatry. 2020;10(1):1-8.
2. Raichlen DA, Klimentidis YC, Katherine Sayre M, Bharadwaj PK, Lai MHC, Wilcox RR, Alexander GE. Leisure-time sedentary behaviors are differentially associated with all-cause dementia regardless of engagement in physical activity. Proc Natl Acad Sci U S A. 2022;119 (35):e2206931119.
3. Edwards MK, Loprinzi PD. Systemic inflammation as a function of the individual and combined associations of sedentary behaviour, physical activity and cardiorespiratory fitness. Clin Physiol Funct Imaging. 2018;38(1):93-99.
4. Alves BC, da Silva TR, Spritzer PM. Sedentary lifestyle and high-carbohydrate intake are associated with low-grade chronic inflammation in post-menopause: A cross-sectional study. Revista Brasileira de Ginecologia e Obstetricia. 2016;38(7):317-324.

혼자 산다

1. Elovainio M, Lahti J, Pirinen M, Pulkki-Råback L, Malmberg A, Lipsanen J, et al. Association of social isolation, loneliness and genetic risk with incidence of dementia: UK Biobank Cohort Study. BMJ Open. 2022;12(2):e053936.
2. Shen C, Rolls ET, Cheng W, Kang J, Dong G, Xie C, et al. Associations of Social Isolation and Loneliness with Later Dementia. Neurology. 2022;99(2):e164-175.
3. Desai R, John A, Stott J, Charlesworth G. Living alone and risk of dementia: A systematic review and meta-analysis. Ageing Res Rev. 2020;62:101122.
4. Penninkilampi R, Casey AN, Singh MF, Brodaty H. The Association between Social Engagement, Loneliness, and Risk of Dementia: A Systematic Review and Meta-Analysis. Journal of Alzheimer's Disease. 2018;66(4):1619-1633.
5. McEwen BS. Allostasis, allostatic load, and the aging nervous system: role of excitatory amino acids and excitotoxicity. Neurochem Res. 2000;25(9-10):1219-1231.
6. Hakulinen C, Pulkki-Råback L, Virtanen M, Jokela M, Kivimäki M, Elovainio M. Social isolation and loneliness as risk factors for myocardial infarction, stroke and mortality: UK Biobank cohort study of 479 054 men and women. Heart. 2018;104(18):1536-1542.
7. Scarmeas N, Stern Y. Cognitive reserve and lifestyle. J Clin Exp Neuropsychol. 2003;25 (5):625-633.

TV나 음악소리를 크게 틀어놓는다

1. 難聴について | Hear well Enjoy life. -快聴で人生を楽しく- | 日本耳鼻咽喉科頭頸部外科学会. 2024.

2. Carroll YI, Eichwald J, Scinicariello F, Hoffman HJ, Deitchman S, Radke MS, et al. Vital Signs: Noise-Induced Hearing Loss Among Adults-United States 2011-2012. MMWR. 2017;66 (5):139-144.

3. Eichwald J, Scinicariello F, Telfer JL, Carroll YI. Use of Personal Hearing Protection Devices at Loud Athletic or Entertainment Events Among Adults-United States, 2018. MMWR. 2018;67 (41):1151-1155.

4. Tittman SM, Yawn RJ, Manzoor N, Dedmon MM, Haynes DS, Rivas A. No Shortage of Decibels in Music City: Evaluation of Noise Exposure in Urban Music Venues. Laryngoscope. 2021;131(1):25-27.

5. Occupational Safety and Health Administration. 2024. http://www.osha.gov

6. Balatsouras DG, Tsimpiris N, Korres S, Karapantzos I, Papadimitriou N, Danielidis V. The effect of impulse noise on distortion product otoacoustic emissions. Int J Audiol. 2005;44 (9):540-549.

7. Livingston G, Huntley J, Sommerlad A, Ames D, Ballard C, Banerjee S, et al. Dementia prevention, intervention, and care: 2020 report of the Lancet Commission. Lancet. 2020;396 (10248):413-446.

8. Chandler MJ, Parks AC, Marsiske M, Rotblatt LJ, Smith GE. Everyday Impact of Cognitive Interventions in Mild Cognitive Impairment: a Systematic Review and Meta-Analysis. Neuropsychol Rev. 2016;26(3):225-251.

9. Armstrong NM, An Y, Doshi J, Erus G, Ferrucci L, Davatzikos C, et al. Association of Midlife Hearing Impairment With Late-Life Temporal Lobe Volume Loss. JAMA Otolaryngol Head Neck Surg. 2019;145(9):794-802.

매일 맥주를 두 캔 이상 마신다

1. Livingston G, Huntley J, Sommerlad A, Ames D, Ballard C, Banerjee S, et al. Dementia prevention, intervention, and care: 2020 report of the Lancet Commission. Lancet. 2020;396 (10248):413-446.

2. Kivimäki M, Singh-Manoux A, Batty GD, Sabia S, Sommerlad A, Floud S, et al. Association of Alcohol-Induced Loss of Consciousness and Overall Alcohol Consumption With Risk for Dementia. JAMA Netw Open. 2020;3(9):e2016084.

3. Jeon KH, Han K, Jeong SM, Park J, Yoo JE, Yoo J, et al. Changes in Alcohol Consumption and Risk of Dementia in a Nationwide Cohort in South Korea. JAMA Network Open. 2023;6 (2):e2254771.

밤늦게 기름진 음식을 먹는다

1. Kinsey AW, Ormsbee MJ. The Health Impact of Nighttime Eating: Old and New Perspectives. Nutrients. 2015;7(4):2648-2662.

2. Wang F, Zheng J, Yang B, Jiang J, Fu Y, Li D. Effects of Vegetarian Diets on Blood Lipids: A Systematic Review and Meta-Analysis of Randomized Controlled Trials. J Am Heart Assoc. 2015;4(10):e002408.

3. Wee J, Sukudom S, Bhat S, Marklund M, Peiris NJ, Hoyos CM, et al. The relationship between midlife dyslipidemia and lifetime incidence of dementia: A systematic review and meta-analysis of cohort studies. Alzheimers Dement(Amst). 2023;15(1):e12395.

4. Iwagami M, Qizilbash N, Gregson J, Douglas I, Johnson M, Pearce N, et al. Blood cholesterol and risk of dementia in more than 1·8 million people over two decades: a retrospective cohort study. Lancet Healthy Longev. 2021;2(8):e498-506.

5. Romon M, Edme JL, Boulenguez C, Lescroart JL, Frimat P. Circadian variation of diet-induced thermogenesis. Am J Clin Nutr. 1993;57(4):476-480.

6. Cauter E Van, Désir D, Decoster C, Féry F, Balasse EO. Nocturnal decrease in glucose tolerance during constant glucose infusion. J Clin Endocrinol Metab. 1989;69(3):604-611.

7. Goo RH, Moore JG, Greenberg E, Alazraki NP. Circadian variation in gastric emptying of meals in humans. Gastroenterology. 1987;93(3):515-518.

8. De Castro JM. The time of day and the proportions of macronutrients eaten are related to total daily food intake. Br J Nutr. 2007;98(5):1077-1083.

9. Qu Y, Hu HY, Ou YN, Shen XN, Xu W, Wang ZT, et al. Association of body mass index with risk of cognitive impairment and dementia: A systematic review and meta-analysis of prospective studies. Neurosci Biobehav Rev. 2020;115:189-198.

10. Veronese N, Facchini S, Stubbs B, Luchini C, Solmi M, Manzato E, et al. Weight loss is associated with improvements in cognitive function among overweight and obese people: A sys-

11.
: tematic review and meta-analysis. Neurosci Biobehav Rev. 2017;72:87–94.

11. Livingston G, Huntley J, Liu KY, Costafreda SG, Selbæk G, Alladi S, et al. Dementia prevention, intervention, and care: 2024 report of the Lancet standing Commission. Lancet. 2024;404(10452):572–628.

12. Valls-Pedret C, Sala-Vila A, Serra-Mir M, Corella D, De la Torre R, Martínez-González MÁ, et al. Mediterranean Diet and Age-Related Cognitive Decline: A Randomized Clinical Trial. JAMA Intern Med. 2015;175(7):1094–1103.

담배를 피운다

1. Zhong G, Wang Y, Zhang Y, Guo JJ, Zhao Y. Smoking Is Associated with an Increased Risk of Dementia: A Meta-Analysis of Prospective Cohort Studies with Investigation of Potential Effect Modifiers. PLoS One. 2015;10(3):e0118333.

2. Hwang PH, Ang TFA, De Anda-Duran I, Liu X, Liu Y, et al. Examination of potentially modifiable dementia risk factors across the adult life course: the Framingham Heart Study. Alzheimers Dement. 2023;19(7):2975–2983.

3. Chen H, Cao Y, Ma Y, Xu W, Zong G, Yuan C. Age- and sex-specific modifiable risk factor profiles of dementia: evidence from the UK Biobank. Eur J Epidemiol. 2023;38(1):83–93.

4. Durazzo TC, Mattsson N, Weiner MW. Smoking and increased Alzheimer's disease risk: A review of potential mechanisms. Alzheimer's & Dementia. 2014;10(35):S122–145.

5. Jeong SM, Park J, Han K, Yoo J, Yoo JE, Lee CM, et al. Association of Changes in Smoking Intensity With Risk of Dementia in Korea. JAMA Network Open. 2023;6(1):e2251506.

6. Raggi M, Dugravot A, Valeri L, Machado-Fragua MD, Dumurgier J, Kivimaki M, et al. Contribution of smoking towards the association between socioeconomic position and dementia: 32-year follow-up of the Whitehall II prospective cohort study. Lancet Regional Health-Europe. 2022;23:100516.

눈이 나빠져도 병원에 가지 않는다

1. Foreman J, Salim AT, Praveen A, Fonseka D, Ting DSW, Guang He M, et al. Association between digital smart device use and myopia: a systematic review and meta-analysis. Lancet Digit Health. 2021;3(12):e806–818.

2. Liu YC, Wilkins M, Kim T, Malyugin B, Mehta JS. Cataracts. Lancet. 2017;390(10094):600–612.

3. Zhao D, Cho J, Kim MH, Friedman DS, Guallar E. Diabetes, fasting glucose, and the risk of glaucoma: a meta-analysis. Ophthalmology. 2015;122(1):72–78.

4. Zhao D, Cho J, Kim MH, Guallar E. The association of blood pressure and primary open-angle glaucoma: a meta-analysis. Am J Ophthalmol. 2014;158(3):615–627.

5. Bourne RRA, Steinmetz JD, Saylan M, Mersha AM, Weldemariam AH, Wondmeneh TG, et al. Causes of blindness and vision impairment in 2020 and trends over 30 years, and prevalence of avoidable blindness in relation to VISION 2020: the Right to Sight: an analysis for the Global Burden of Disease Study. Lancet Glob Health. 2021;9(2):e144–160.

6. Shang X, Zhu Z, Wang W, Ha J, He M. The Association between Vision Impairment and Incidence of Dementia and Cognitive Impairment: A Systematic Review and Meta-analysis. Ophthalmology. 2021;128(8):1135–1149.

7. Kuźma E, Littlejohns TJ, Khawaja AP, Llewellyn DJ, Ukoumunne OC, Thiem U. Visual Impairment, Eye Diseases, and Dementia Risk: A Systematic Review and Meta-Analysis. J Alzheimers Dis. 2021;83(3):1073–1087.

8. Paik JS, Ha M, Jung YH, Kim GH, Han KD, Kim HS, et al. Low vision and the risk of dementia: a nationwide population-based cohort study. Sci Rep. 2020;10(1):9109.

9. Lee CS, Gibbons LE, Lee AY, Yanagihara RT, Blazes MS, Lee ML, et al. Association Between Cataract Extraction and Development of Dementia. JAMA Intern Med. 2022;182(2):134–141.

10. Shang X, Zhu Z, Huang Y, Zhang X, Wang W, Shi D, et al. Associations of ophthalmic and systemic conditions with incident dementia in the UK Biobank. Br J Ophthalmol. 2023;107(2):275–282.

짜게 먹는다

1. 厚生労働省 健康局健康課栄養指導室 健康的で持続可能な食環境戦略イニシアチブについて 2023年2月3日(金)第164回 市町村職員等を対象とするセミナー.

2. He FJ, MacGregor GA. Importance of salt in determining blood pressure in children: meta-analysis of controlled trials. Hypertension. 2006;48(5):861–869.

3. Whelton PK, Appel LJ, Espeland MA, Applegate WB, Ettinger WH, Kostis JB, et al. Sodium re-

duction and weight loss in the treatment of hypertension in older persons: a randomized controlled trial of nonpharmacologic interventions in the elderly(TONE). TONE Collaborative Research Group. JAMA. 1998;279(11):839-846.

4. Livingston G, Huntley J, Liu KY, Costafreda SG, Selbæk G, Alladi S, et al. Dementia prevention, intervention, and care: 2024 report of the Lancet standing Commission. Lancet. 2024;404(10452):572-628.

5. Peters R, Peters J, Booth A, Anstey KJ. Trajectory of blood pressure, body mass index, cholesterol and incident dementia: systematic review. Br J Psychiatry. 2020;216(1):16-28.

6. Lennon MJ, Lam BCP, Lipnicki DM, Crawford JD, Peters R, Schutte AE, et al. Use of Antihypertensives, Blood Pressure, and Estimated Risk of Dementia in Late Life: An Individual Participant Data Meta-Analysis. JAMA Network Open. 2023;6(9):e2333353.

7. Hughes D, Judge C, Murphy R, Loughlin E, Costello M, Whiteley W, et al. Association of Blood Pressure Lowering With Incident Dementia or Cognitive Impairment: A Systematic Review and Meta-analysis. JAMA. 2020;323(19):1934-1944.

8. Cunningham EL, Todd SA, Passmore P, Bullock R, McGuinness B. Pharmacological treatment of hypertension in people without prior cerebrovascular disease for the prevention of cognitive impairment and dementia. Cochrane Database Syst Rev. 2021;5(5):CD004034.

단음료를 즐겨 마신다

1. Schulze MB, Manson JE, Ludwig DS, Colditz GA, Stampfer MJ, Willett WC, Hu FB. Sugar-sweetened beverages, weight gain, and incidence of type 2 diabetes in young and middle-aged women. JAMA. 2004;292(8):927-934.

2. Imamura F, O'Connor L, Ye Z, Mursu J, Hayashino Y, Bhupathiraju SN, Forouchi NG. Consumption of sugar sweetened beverages, artificially sweetened beverages, and fruit juice and incidence of type 2 diabetes: systematic review, meta-analysis, and estimation of population attributable fraction. BMJ. 2015;351:h3576.

3. Barbiellini Amidei C, Fayosse A, Dumurgier J, Machado-Fragua MD, Tabak AG, Van Sloten T, et al. Association Between Age at Diabetes Onset and Subsequent Risk of Dementia. JAMA. 2021;325(16):1640-1649.

4. Xue M, Xu W, Ou YN, Cao XP, Tan MS, Tan L, Yu JT. Diabetes mellitus and risks of cognitive impairment and dementia: A systematic review and meta-analysis of 144 prospective studies. Ageing Res Rev. 2019;55:100944.

5. Michailidis M, Moraitou D, Tata DA, Kalinderi K, Papamitsou T, Papaliagkas V. Alzheimer's Disease as Type 3 Diabetes: Common Pathophysiological Mechanisms between Alzheimer's Disease and Type 2 Diabetes. Int J Mol Sci. 2022;23(5):2687.

6. Tian S, Jiang J, Wang J, Zhang Z, Miao Y, Ji X, Bi Y. Comparison on cognitive outcomes of antidiabetic agents for type 2 diabetes: A systematic review and network meta-analysis. Diabetes Metab Res Rev. 2023;39(7):e3673.

머리를 보호하려는 생각이 없다

1. Livingston G, Huntley J, Liu KY, et al. Dementia prevention, intervention, and care:2024 report of the Lancet standing Commission. Lancet. 2024;404(10452):572-628.

2. Gardner RC, Bahorik A, Kornblith ES, Allen IE, Plassman BL, Yaffe K. Systematic Review, Meta-Analysis, and Population Attributable Risk of Dementia Associated with Traumatic Brain Injury in Civilians and Veterans. J Neurotrauma. 2023;40(7-8):620-634.

3. Russell ER, MacKay DF, Stewart K, MacLean JA, Pell JP, Stewart W. Association of Field Position and Career Length With Risk of Neurodegenerative Disease in Male Former Professional Soccer Players. JAMA Neurol. 2021;78(9):1057-1063.

4. Bruno D, Rutherford A. Cognitive ability in former professional football(soccer)players is associated with estimated heading frequency. J Neuropsychol. 2022;16(2):434-443.

5. Fann JR, Ribe AR, Pedersen HS, et al. Traumatic brain injury and dementia – Authors' reply. Lancet Psychiatry. 2018;5(10):783.

6. Graham A, Livingston G, Purnell L, Huntley J. Mild Traumatic Brain Injuries and Future Risk of Developing Alzheimer's Disease: Systematic Review and Meta-Analysis. J Alzheimers Dis. 2022;87(3):969-979.

7. Graham NS, Sharp DJ. Understanding neurodegeneration after traumatic brain injury: from mechanisms to clinical trials in dementia. J Neurol Neurosurg Psychiatry. 2019;90(11):1221-1233.

8. Brett BL, Gardner RC, Godbout J, Dams-O'Connor K, Keene CD. Traumatic Brain Injury and

Risk of Neurodegenerative Disorder. Biol Psychiatry. 2022;91(5):498–507.

9. Schaffert J, LoBue C, White CL, et al. Traumatic brain injury history is associated with an earlier age of dementia onset in autopsy–confirmed Alzheimer's disease. Neuropsychology. 2018;32(4):410–416.

SNS에 빠져 있다

1. Ivie EJ, Pettitt A, Moses LJ, Allen NB. A meta–analysis of the association between adolescent social media use and depressive symptoms. J Affect Disord. 2020;275:165–174.
2. Keles B, McCrae N, Grealish A. A systematic review: the influence of social media on depression, anxiety and psychological distress in adolescents. Int J Adolesc Youth. 2020;25(1):79–93.
3. Liu M, Kamper-Demarco KE, Zhang J, Xiao J, Dong D, Xue P. Time Spent on Social Media and Risk of Depression in Adolescents: A Dose–Response Meta–Analysis. Int J Environ Res Public Health. 2022;19(9):5164.
4. Depression | World Health Organization. http://www.who.int/health-topics/depression
5. Stafford J, Chung WT, Sommerlad A, Kirkbride JB, Howard R. Psychiatric disorders and risk of subsequent dementia: Systematic review and meta–analysis of longitudinal studies. Int J Geriatr Psychiatry. 2022;37(5): 10;404(10452):572–628.
6. Elser H, Horváth-Puhó E, Gradus JL, Smith ML, Lash TL, Glymour MM, et al. Association of Early–, Middle–, and Late–Life Depression With Incident Dementia in a Danish Cohort. JAMA Neurol. 2023;80(9):949–958.
7. Ouanes S, Popp J. High Cortisol and the Risk of Dementia and Alzheimer's Disease: A Review of the Literature. Front Aging Neurosci. 2019;11:43.
8. Yang L, Deng YT, Leng Y, Ou YN, Li YZ, Chen SD, et al. Depression, Depression Treatments, and Risk of Incident Dementia: A Prospective Cohort Study of 354,313 Participants. Biol Psychiatry. 2023;93(9):802–809.

성인이 된 후 공부하지 않는다

1. 統計局ホームページ / 令和3年社会生活基本調査 http://www.stat.go.jp/data/shakai/2021/index.html
2. Seblova D, Berggren R, Lövdén M. Education and age–related decline in cognitive performance: Systematic review and meta–analysis of longitudinal cohort studies. Ageing Res Rev. 2020;58:101005.
3. Seblova D, Fischer M, Fors S, Johnell K, Karlsson M, Nilsson T, et al. Does Prolonged Education Causally Affect Dementia Risk When Adult Socioeconomic Status Is Not Altered? A Swedish Natural Experiment in 1.3 Million Individuals. Am J Epidemiol. 2021;190(5):817–826.
4. Kivimäki M, Walker KA, Pentti J, Nyberg ST, Mars N, Vahtera J, et al. Cognitive stimulation in the workplace, plasma proteins, and risk of dementia: three analyses of population cohort studies. BMJ. 2021;374:n1804.
5. Kim Y, Kim SW, Seo SW, Jang H, Kim KW, Cho SH, et al. Effect of education on functional network edge efficiency in Alzheimer's disease. Scientific Reports 2021 11:1. 2021;11(1):1–8.
6. Chan MY, Han L, Carreno CA, Zhang Z, Rodriguez RM, LaRose M, et al. Long–term prognosis and educational determinants of brain network decline in older adult individuals. Nature Aging 2021 1:11. 2021;1(11):1053–1067.
7. Gates NJ, Rutjes AW, Di Nisio M, Karim S, Chong LY, March E, et al. Computerised cognitive training for 12 or more weeks for maintaining cognitive function in cognitively healthy people in late life. Cochrane Database Syst Rev. 2020;2(2):CD012277.
8. Verghese J, Lipton RB, Katz MJ, et al. Leisure activities and the risk of dementia in the elderly. N Engl J Med. 2003;348(25):2508-2516.
9. Lee ATC, Richards M, Chan WC, Chiu HFK, Lee RSY, Lam LCW. Association of Daily Intellectual Activities with Lower Risk of Incident Dementia among Older Chinese Adults. JAMA Psychiatry. 2018;75(7):697-703.
10. Weinstein AM. Problematic Social Networking Site use–effects on mental health and the brain. Front Psychiatry. 2023;13:1106004.
11. Xanidis N, Brignell CM. The association between the use of social network sites, sleep quality and cognitive function during the day. Comput Human Behav. 2016;55:121–126.

제2장 사실은 치매 예방에 효과가 없는 것들

근거를 바꿔치기하는 건강식품

1. Sano M, Ernesto C, Thomas RG, Klauber MR, Schafer K, Grundman M, et al. A controlled trial of selegiline, alpha-tocopherol, or both as treatment for Alzheimer's disease. The Alzheimer's Disease Cooperative Study. N Engl J Med. 1997;336(17):1216-1222.
2. Miller ER, Pastor-Barriuso R, Dalal D, Riemersma RA, Appel LJ, Guallar E. Meta-analysis: high-dosage vitamin E supplementation may increase all-cause mortality. Ann Intern Med. 2005;142(1):37-46.
3. Zhang H, Hardie LJ, Greenwood DC, Cade JE. Meat consumption is associated with higher dementia prevalence: a cross-sectional analysis of UK Biobank. Proceedings of the Nutrition Society. 2021;80(OCE1):E9.

영양제, 정말 효과가 있을까?

1. Thomas A, Baillet M, Proust-Lima C, Féart C, Foubert-Samier A, Helmer C, et al. Blood polyunsaturated omega-3 fatty acids, brain atrophy, cognitive decline, and dementia risk. Alzheimers Dement. 2020;17(3):407-416.
2. Lin L, Zheng LJ, Zhang LJ. Neuroinflammation, Gut Microbiome, and Alzheimer's Disease. Mol Neurobiol. 2018;55(11):8243-8250.
3. Le Bars PL, Katz MM, Berman N, Itil TM, Freedman AM, Schatzberg AF. A placebo-controlled, double-blind, randomized trial of an extract of Ginkgo biloba for dementia. North American EGb Study Group. JAMA. 1997;278(16):1327-1332.
4. Snitz BE, O'Meara ES, Carlson MC, Arnold AM, Ives DG, Rapp SR, et al. Ginkgo biloba for preventing cognitive decline in older adults: a randomized trial. JAMA. 2009;302(24):2663-2670.
5. NatMed Pro.http://naturalmedicines.therapeuticresearch.com.
6. Bent S, Goldberg H, Padula A, Avins AL. Spontaneous bleeding associated with ginkgo biloba: a case report and systematic review of the literature: a case report and systematic review of the literature. J Gen Intern Med. 2005;20(7):657-661.
7. Devore EE, Kang JH, Breteler MMB, Grodstein F. Dietary intakes of berries and flavonoids in relation to cognitive decline. Ann Neurol. 2012;72(1):135-143.
8. Aarsland D, Khalifa K, Bergland AK, Soennesyn H, Oppedal K, Holteng LBA, et al. A Randomised Placebo-Controlled Study of Purified Anthocyanins on Cognition in Individuals at Increased Risk for Dementia. Am J Geriatr Psychiatry. 2023;31(2):141-151.

두뇌 훈련의 효과는 일시적이다

1. Stuss DT, Robertson IH, Craik FIM, Levine B, Alexander MP, Black S, et al. Cognitive rehabilitation in the elderly: a randomized trial to evaluate a new protocol. J Int Neuropsychol Soc. 2007;13(1):120-131.
2. Butler M, McCreedy E, Nelson VA, Desai P, Ratner E, Fink HA, et al. Does Cognitive Training Prevent Cognitive Decline?: A Systematic Review. Ann Intern Med. 2018;168(1):63-68.
3. Willis SL, Tennstedt SL, Marsiske M, Ball K, Elias J, Koepke KM, et al. Long-term effects of cognitive training on everyday functional outcomes in older adults. JAMA. 2006;296(23):2805-2814.
4. Unverzagt FW, Guey LT, Jones RN, Marsiske M, King JW, Wadley VG, et al. ACTIVE cognitive training and rates of incident dementia. J Int Neuropsychol Soc. 2012;18(4):669-677.
5. Ngandu T, Lehtisalo J, Solomon A, Levälahti E, Ahtiluoto S, Antikainen R, et al. A 2 year multidomain intervention of diet, exercise, cognitive training, and vascular risk monitoring versus control to prevent cognitive decline in at-risk elderly people(FINGER): a randomised controlled trial. Lancet. 2015;385(9984):2255-2263.

고가의 검사는 돈과 시간의 낭비일 수도

1. Jack CR Jr., Bennett DA, Blennow K, Carrillo MC, Dunn B, Haeberlein SB, et al. NIA-AA Research Framework: Toward a biological definition of Alzheimer's disease. Alzheimers Dement. 2018;14(4):535-562.
2. Jack CR Jr., Bennett DA, Blennow K, Carrillo MC, Feldman HH, Frisoni GB, et al. A/T/N: An unbiased descriptive classification scheme for Alzheimer disease biomarkers. Neurology. 2016;87(5):539-547.
3. Jansen WJ, Janssen O, Tijms BM, Vos SJB, Ossenkoppele R, Visser PJ, et al. Prevalence Esti-

mates of Amyloid Abnormality Across the Alzheimer Disease Clinical Spectrum. JAMA Neurol. 2022;79(3):228-243.

4. Brookmeyer R, Abdalla N. Estimation of lifetime risks of Alzheimer's disease dementia using biomarkers for preclinical disease. Alzheimers Dement. 2018;14(8):981-988.

5. Ossenkoppele R, Pichet Binette A, Groot C, Smith R, Strandberg O, Palmqvist S, et al. Amyloid and tau PET-positive cognitively unimpaired individuals are at high risk for future cognitive decline. Nature Medicine. 2022;28(11):2381-2387.

6. Brum WS, Cullen NC, Janelidze S, Ashton NJ, Zimmer ER, Therriault J, et al. A two-step workflow based on plasma p-tau217 to screen for amyloid β positivity with further confirmatory testing only in uncertain cases. Nature Aging. 2023;3(9):1079-1090.

7. Thabtah F, Peebles D, Retzler J, Hathurusingha C. Dementia medical screening using mobile applications: A systematic review with a new mapping model. J Biomed Inform. 2020;111:103573.

제3장 치매에 걸리지 않는 사람의 생활 방식

아무리 나이가 들어도 몸을 움직인다

1. Zotcheva E, Håberg AK, Wisløff U, Salvesen Ø, Selbæk G, Stensvold D, Ernstsen L. Effects of 5 Years Aerobic Exercise on Cognition in Older Adults: The Generation 100 Study: A Randomized Controlled Trial. Sports Med. 2022;52(7):1689-1699.

2. Huuha AM, Norevik CS, Moreira JBN, Kobro-Flatmoen A, Scrimgeour N, Kivipelto M, et al. Can exercise training teach us how to treat Alzheimer's disease? Ageing Res Rev. 2022;75:101559.

3. Casaletto KB, Rentería MA, Pa J, Tom SE, Harrati A, Armstrong NM, et al. Late-Life Physical and Cognitive Activities Independently Contribute to Brain and Cognitive Resilience. J Alzheimers Dis. 2020;74(1):363-376.

4. HHS. Physical Activity Guidelines for Americans 2nd edition.

즐겁게 계속 머리를 쓴다

1. Webマガジン『mi-mollet(ミモレ)』(講談社) https://mi-mollet.com/articles/-/43474, https://mi-mollet.com/articles/-/43613

과식, 과음 등 '과한 것'은 피한다

1. Jeong SM, Park J, Han K, Yoo J, Yoo JE, Lee CM, et al. Association of Changes in Smoking Intensity With Risk of Dementia in Korea. JAMA Network Open. 2023;6(1):e2251506.

2. Jeon KH, Han K, Jeong SM, Park J, Yoo JE, Yoo J, et al. Changes in Alcohol Consumption and Risk of Dementia in a Nationwide Cohort in South Korea. JAMA Network Open. 2023;6 (2):e2254771.

3. Veronese N, Facchini S, Stubbs B, Luchini C, Solmi M, Manzato E, et al. Weight loss is associated with improvements in cognitive function among overweight and obese people: A systematic review and meta-analysis. Neurosci Biobehav Rev. 2017;72:87-94.

4. Twells LK, Harris Walsh K, Blackmore A, Adey T, Donnan J, Peddle J, et al. Nonsurgical weight loss interventions: A systematic review of systematic reviews and meta-analyses. Obes Rev. 2021;22(11):e13320.

5. Lee CMY, Woodward M, Batty GD, Beiser AS, Bell S, Berr C, et al. Association of anthropometry and weight change with risk of dementia and its major subtypes: A meta-analysis consisting 2. 8 million adults with 57, 294 cases of dementia. Obes Rev. 2020;21(4):e12989.

뇌를 향한 안테나, 눈과 귀를 제대로 관리한다

1. Livingston G, Huntley J, Liu KY, Costafreda SG, Selbæk G, Alladi S, et al. Dementia prevention, intervention, and care: 2024 report of the Lancet standing Commission. Lancet. 2024;404(10452):572-628.

2. Taking Care of Your Eyes | Vision and Eye Health | CDC.

3. Noise-induced Hearing Loss | Noise and Hearing Loss | CDC.

확실하지는 않지만, 치매 예방에 도움이 될 수도 있는 것

1. Liang Y, Qu LB, Liu H. Non-linear associations between sleep duration and the risks of mild cognitive impairment/dementia and cognitive decline: a dose-response meta-analysis of ob-

servational studies. Aging Clin Exp Res. 2019;31(3):309-320.

2. Fan L, Xu W, Cai Y, Hu Y, Wu C. Sleep Duration and the Risk of Dementia: A Systematic Review and Meta-analysis of Prospective Cohort Studies. J Am Med Dir Assoc. 2019;20(12):1480-1487.e5.

3. Wong ATY, Reeves GK, Floud S. Total sleep duration and daytime napping in relation to dementia detection risk: Results from the Million Women Study. Alzheimers Dement. 2023;19(11):4978-4986.

4. Sabia S, Fayosse A, Dumurgier J, van Hees VT, Paquet C, Sommerlad A, et al. Association of sleep duration in middle and old age with incidence of dementia. Nat Commun. 2021;12(1):2289.

5. Selbæk-Tungevåg S, Selbæk G, Strand BH, Myrstad C, Livingston G, Lydersen S, et al. Insomnia and risk of dementia in a large population-based study with 11-year follow-up: The HUNT study. J Sleep Res. 2023;32(4):e13820.

6. Leso V, Caturano A, Vetrani I, Iavicoli I. Shift or night shift work and dementia risk: a systematic review. Eur Rev Med Pharmacol Sci. 2021;25(1):222-232.

7. Lucchetta RC, da Mata BPM, Mastroianni P de C. Association between Development of Dementia and Use of Benzodiazepines: A Systematic Review and Meta-Analysis. Pharmacotherapy. 2018;38(10):1010-1020.

8. McAlpine CS, Kiss MG, Rattik S, He S, Vassalli A, Valet C, et al. Sleep modulates haematopoiesis and protects against atherosclerosis. Nature. 2019;566(7744):383-387.

9. Zhu B, Dong Y, Xu Z, Gompf HS, Ward SAP, Xue Z, et al. Sleep disturbance induces neuroinflammation and impairment of learning and memory. Neurobiol Dis. 2012;48(3):348-355.

10. Stang CD, Mullan AF, Hajeb M, Camerucci E, Turcano P, Martin P, et al. Timeline of Rapid Eye Movement Sleep Behavior Disorder in Overt Alpha-Synucleinopathies. Ann Neurol. 2021;89(2):293-303.

11. Spira AP, Gamaldo AA, An Y, Wu MN, Simonsick EM, Bilgel M, et al. Self-reported sleep and β-amyloid deposition in community-dwelling older adults. JAMA Neurol. 2013;70(12):1537-1543.

12. Ooms S, Overeem S, Besse K, Rikkert MO, Verbeek M, Claassen JAHR. Effect of 1 night of total sleep deprivation on cerebrospinal fluid β-amyloid 42 in healthy middle-aged men: a randomized clinical trial. JAMA Neurol. 2014;71(8):971-977.

13. Shokri-Kojori E, Wang GJ, Wiers CE, Demiral SB, Guo M, Kim SW, et al. β-Amyloid accumulation in the human brain after one night of sleep deprivation. Proc Natl Acad Sci U S A. 2018;115(17):4483-4488.

14. Yassine HN, Samieri C, Livingston G, Glass K, Wagner M, Tangney C, et al. Nutrition state of science and dementia prevention: recommendations of the Nutrition for Dementia Prevention Working Group. Lancet Healthy Longev. 2022;3(7):e501-512.

15. Risk reduction of cognitive decline and dementia: WHO guidelines. 2019;78.

16. Liu YH, Gao X, Na M, Kris-Etherton PM, Mitchell DC, Jensen GL. Dietary Pattern, Diet Quality, and Dementia: A Systematic Review and Meta-Analysis of Prospective Cohort Studies. J Alzheimers Dis. 2020;78(1):151-168.

17. Chen H, Dhana K, Huang Y, Huang L, Tao Y, Liu X, et al. Association of the Mediterranean Dietary Approaches to Stop Hypertension Intervention for Neurodegenerative Delay(MIND) Diet With the Risk of Dementia. JAMA Psychiatry. 2023;80(6):630-638.

18. Townsend RF, Logan D, O'Neill RF, Prinelli F, Woodside JV., McEvoy CT. Whole Dietary Patterns, Cognitive Decline and Cognitive Disorders: A Systematic Review of Prospective and Intervention Studies. Nutrients. 2023;15(2):333.

19. Glans I, Sonestedt E, Nägga K, Gustavsson AM, González-Padilla E, Borne Y, et al. Association Between Dietary Habits in Midlife With Dementia Incidence Over a 20-Year Period. Neurology. 2023;100(1):e28-37.

20. Barnes LL, Dhana K, Liu X, Carey VJ, Ventrelle J, Johnson K, et al. Trial of the MIND Diet for Prevention of Cognitive Decline in Older Persons. New England Journal of Medicine. 2023;389(7):602-611.

21. Agarwal P, Leurgans SE, Agrawal S, Aggarwal NT, Cherian LJ, James BD, et al. Association of Mediterranean-DASH Intervention for Neurodegenerative Delay and Mediterranean Diets With Alzheimer Disease Pathology. Neurology. 2023;100(22):e2259-2268.

22. Gomes Gonçalves N, Vidal Ferreira N, Khandpur N, Martinez Steele E, Bertazzi Levy R, Andrade Lotufo P, et al. Association Between Consumption of Ultraprocessed Foods and Cognitive Decline. JAMA Neurol. 2023;80(2):142-150.

23. Hajishengallis G, Chavakis T. Local and systemic mechanisms linking periodontal disease and inflammatory comorbidities. Nat Rev Immunol. 2021;21(7):426–440.

24. Thomson WM, Barak Y. Tooth Loss and Dementia: A Critical Examination. J Dent Res. 2021;100(3):226–231.

25. Sipilä PN, Heikkilä N, Lindbohm JV., Hakulinen C, Vahtera J, Elovainio M, et al. Hospital-treated infectious diseases and the risk of dementia: a large, multicohort, observational study with a replication cohort. Lancet Infect Dis. 2021;21(11):1557–1567.

26. Bohn B, Lutsey PL, Misialek JR, Walker KA, Brown CH, Hughes TM, et al. Incidence of Dementia Following Hospitalization With Infection Among Adults in the Atherosclerosis Risk in Communities(ARIC)Study Cohort. JAMA Network Open. 2023;6(1):e2250126.

27. Walker KA, Gottesman RF, Wu A, Knopman DS, Mosley TH Jr. Alonso A, et al. Association of Hospitalization, Critical Illness, and Infection with Brain Structure in Older Adults. J Am Geriatr Soc. 2018;66(10):1919–1926.

28. Muzambi R, Bhaskaran K, Smeeth L, Brayne C, Chaturvedi N, Warren-Gash C. Assessment of common infections and incident dementia using UK primary and secondary care data: a historical cohort study. Lancet Healthy Longev. 2021;2(7):e426–e435.

29. Wu X, Yang H, He S, Xia T, Chen D, Zhou Y, et al. Adult Vaccination as a Protective Factor for Dementia: A Meta-Analysis and Systematic Review of Population-Based Observational Studies. Front Immunol. 2022;13:872542.

30. Douros A, Ante Z, Suissa S, Brassard P. Common Vaccines and the Risk of Incident Dementia: A Population-based Cohort Study. J Infect Dis. 2023;227(11):1227–1236.

제4장 치매에 걸려도 정말 필요한 건 이것뿐

정말 필요한 검사 → 보험 진료 범위 한에서 할 수 있는 검사만

1. Alzheimer's Disease International. World Alzheimer Report 2011: The benefits of early diagnosis and intervention

2. Dubois B, Padovani A, Scheltens P, Rossi A, Dell'Agnello G. Timely Diagnosis for Alzheimer's Disease: A Literature Review on Benefits and Challenges. J Alzheimers Dis. 2016;49(3):617–631.

3. Robinson L, Gemski A, Abley C, Bond J, Keady J, Campbell S, et al. The transition to dementia--individual and family experiences of receiving a diagnosis: a review. Int Psychogeriatr. 2011;23(7):1026–1043.

4. Banerjee S, Rahman-Amin M, Eul-Barker N. New evidence on the value of timely diagnosis for people with dementia. Int J Geriatr Psychiatry. 2022;37(6).

5. Banerjee S, Wittenberg R. Clinical and cost effectiveness of services for early diagnosis and intervention in dementia. Int J Geriatr Psychiatry. 2009;24(7):748–754.

6. Weimer DL, Sager MA. Early identification and treatment of Alzheimer's disease: social and fiscal outcomes. Alzheimers Dement. 2009;5(3):215–226.

7. Geldmacher DS, Kirson NY, Birnbaum HG, Eapen S, Kantor E, Cummings AK, Joish VN. Implications of early treatment among Medicaid patients with Alzheimer's disease. Alzheimers Dement. 2014;10(2):214–224.

8. Brayne C, Kelly S. Against the stream: early diagnosis of dementia, is it so desirable? BJPsych Bull. 2019;43(3):123–125.

9. Günak MM, Barnes DE, Yaffe K, Li Y, Byers AL. Risk of Suicide Attempt in Patients With Recent Diagnosis of Mild Cognitive Impairment or Dementia. JAMA Psychiatry. 2021;78(6):659–666.

10. Boustani M, Peterson B, Hanson L, Harris R, Lohr KN. Screening for dementia in primary care: a summary of the evidence for the U.S. Preventive Services Task Force. Ann Intern Med. 2003;138(11):927–937.

11. U.S. Preventive Services Task Force. Screening for dementia: recommendation and rationale. Ann Intern Med. 2003;138(11):925–926.

12. Tsoi KKF, Chan JYC, Hirai HW, Wong SYS, Kwok TCY. Cognitive Tests to Detect Dementia: A Systematic Review and Meta-analysis. JAMA Intern Med. 2015;175(9):1450–1458.

13. Karlawish JHT, Clark CM. Diagnostic evaluation of elderly patients with mild memory problems. Ann Intern Med. 2003;138(5):411–419.

14. Knopman DS, DeKosky ST, Cummings JL, Chui H, Corey-Bloom J, Relkin N, et al. Practice parameter: diagnosis of dementia(an evidence-based review). Report of the Quality Stan-

dards Subcommittee of the American Academy of Neurology. Neurology. 2001;56 (9):1143–1153.

15. Geschwind MD, Shu H, Haman A, Sejvar JJ, Miller BL. Rapidly progressive dementia. Ann Neurol. 2008;64(1):97–108.

16. Brookmeyer R, Abdalla N. Estimation of lifetime risks of Alzheimer's disease dementia using biomarkers for preclinical disease. Alzheimers Dement. 2018;14(8):981–988.

정말 필요한 약 → 가격이 부담되지 않는 두 종류 약만

1. Livingston G, Huntley J, Liu KY, Costafreda SG, Selbæk G, Alladi S, et al. Dementia prevention, intervention, and care:2024 report of the Lancet standing Commission. Lancet. 2024;404(10452):572–628.

2. Profyri E, Leung P, Huntley J, Orgeta V. Effectiveness of treatments for people living with severe dementia: A systematic review and meta-analysis of randomised controlled clinical trials. Ageing Res Rev. 2022;82:101758.

3. Xu H, Garcia-Ptacek S, Jönsson L, Wimo A, Nordström P, Eriksdotter M. Long-term Effects of Cholinesterase Inhibitors on Cognitive Decline and Mortality. Neurology. 2021;96 (17):e2220–2230.

4. Zuin M, Cherubini A, Volpato S, Ferrucci L, Zuliani G. Acetyl-cholinesterase-inhibitors slow cognitive decline and decrease overall mortality in older patients with dementia. Sci Rep. 2022;12(1):12214.

5. Van Dyck CH, Swanson CJ, Aisen P, Bateman RJ, Chen C, Gee M, et al. Lecanemab in Early Alzheimer's Disease. N Engl J Med. 2023;388(1):9–21.

6. Sims JR, Zimmer JA, Evans CD, Lu M, Ardayfio P, Sparks J, et al. Donanemab in Early Symptomatic Alzheimer Disease: The TRAILBLAZER-ALZ 2 Randomized Clinical Trial. JAMA. 2023;330(6):512–527.

7. Liu KY, Walsh S, Brayne C, Merrick R, Richard E, Howard R. Evaluation of clinical benefits of treatments for Alzheimer's disease. Lancet Healthy Longev. 2023;4(11):e645–651.

정말 필요한 입원 → 중증 질환일 때만, 검사를 위한 입원은 피한다

1. Leslie DL, Zhang Y, Holford TR, Bogardus ST, Leo-Summers LS, Inouye SK. Premature death associated with delirium at 1-year follow-up. Arch Intern Med. 2005;165(14):1657–1662.

2. Robinson TN, Raeburn CD, Tran ZV, Angles EM, Brenner LA, Moss M. Postoperative delirium in the elderly: risk factors and outcomes. Ann Surg. 2009;249(1):173–178.

3. Girard TD, Jackson JC, Pandharipande PP, Pun BT, Thompson JL, Shintani AK, et al. Delirium as a predictor of long-term cognitive impairment in survivors of critical illness. Crit Care Med. 2010;38(7):1513–1520.

4. Witlox J, Eurelings LSM, de Jonghe JFM, Kalisvaart KJ, Eikelenboom P, van Gool WA. Delirium in elderly patients and the risk of postdischarge mortality, institutionalization, and dementia: a meta-analysis. JAMA. 2010;304(4):443–451.

정말 필요한 돈 → 재가 돌봄에서는 건강보험·장기요양보험·간병휴직 제도를 최대한 활용

1. Ikeda S, Mimura M, Ikeda M, Wada-Isoe K, Azuma M, Inoue S, Tomita K. Economic Burden of Alzheimer's Disease Dementia in Japan. J Alzheimers Dis. 2021;81(1):309–319.

2. Sado M, Ninomiya A, Shikimoto R, Ikeda B, Baba T, Yoshimura K, Mimura M. The estimated cost of dementia in Japan, the most aged society in the world. PLoS One. 2018;13 (11):e0206508.

3. Ministry of Health, Labour and Welfare.